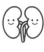

はじめに

本書を手にとっていただき、ありがとうございます。

京都府宇治市で「べっぷ内科クリニック」を運営しております、別府浩毅《べっぷこうき》と申します。

これまで、『健康長寿の人が毎日やっている心臓にいいこと』『健康長寿の人が毎日やっている血管にいいこと』（自由国民社）を出版させていただき、おかげさまで好評いただいています。ありがとうございます。

3冊目となる今回は、「腎臓」をテーマにしております。

まずは、なぜ今回腎臓をテーマにした書籍を執筆しようと思ったのかを、お話しします。

わたしたちのクリニックでは、日本人の「健康寿命の延伸」を目指し、薬や高度な医療機器による治療と並行して、患者さん自身が生活を振り返り、改善することを重視した医療を提供しています。

日々心臓や脳、血管といった循環器や糖尿病の治療を行うなかで、一見腎臓は直接関わるものではないようにも思えますが、じつは切っても切れない関係なのです。

なぜなら、心臓が悪い人のほとんどは腎臓も悪く、腎臓の悪い人の半分は糖尿病が原因となっているからです。


ところが、腎臓は人の身体を縁の下から支えている大切な臓器であるにもかかわらず、残念ながらなかなか注目されていません。

診療にあたっていても、どれだけ重要な臓器であるのかを理解していただくことが難しく、患者さんに対して歯がゆい思いをすることも少なくありません…。


腎臓はとくに、事前対応が大切な臓器です。

腎臓が悪くなってから、つまりは人工透析に入る直前に「治してほしい」と言われても、元通りに治すことができません。

「もう2～3年早く来院してもらえたらよかったのに…」

と思うケースが、とても多く見られます。


だからこそ、本書を通じて腎臓の役割や価値を知っていただき、「腎機能が悪くなりはじめたら早い段階で治療に取り組みましょう」というメッセージを送りたいのです。

医療費の問題もあり、国が啓蒙のためのCMなどを打っていますが、わたしも大いに賛成です。

腎臓の病気は自覚症状がないため、早く治療に取り組むのが難しいことは、重々承知しています。

でも、一度悪くなってしまうと本当に手がかかる病気であり、患者さんの生活にかかる制限も少なくありません。寿命も短くなってしまいます。

医療に携わる立場として、少しでも腎機能を改善し、人工透析に至ることなく寿命を全うしてほしい。これが、わたしたちの大きな願いです。

現在は良質な薬も出てきていますし、食事、運動といった生活習慣の改善によって、人工透析になってしまう時期を5年、10年先にすることも可能です。

そのためには、いかに早く適切な事前対応を行うかがポイントになるでしょう。

慢性腎臓病（CKD）に悩む日本人は、成人のおよそ8人に1人、1300万人以上といわれています。とても大きな数字だと思いませんか？

たとえば、身体がむくむ、気だるさがある、息切れする、身体に変調を感じる、といった症状がある人は、腎機能が低下しているかもしれません。

糖尿病の人、糖尿病予備軍の人も、腎臓に何らかの支障をきたしている可能性があります。

このような症状がある方々は、ぜひ本書を読んでいただきたいのです。

本書をきっかけに、腎臓とのいいお付き合いができる人が増えることを心より願っています。

別府 浩毅

目次

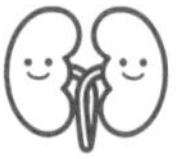

第1章　本当に怖い、腎臓にまつわる病気

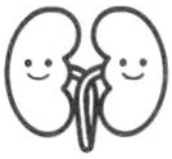

第2章　そもそも腎臓の働きって、何？

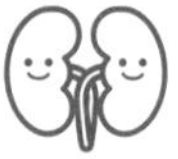

第3章　腎臓がよくなる「食」の習慣

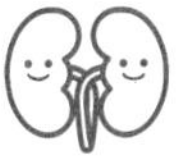

第4章　腎臓がよくなる「運動」の習慣

第5章 腎臓がよくなるその他の生活習慣

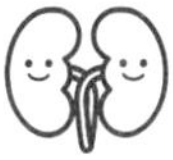

第6章 もっと詳しく、腎臓病について

第1章

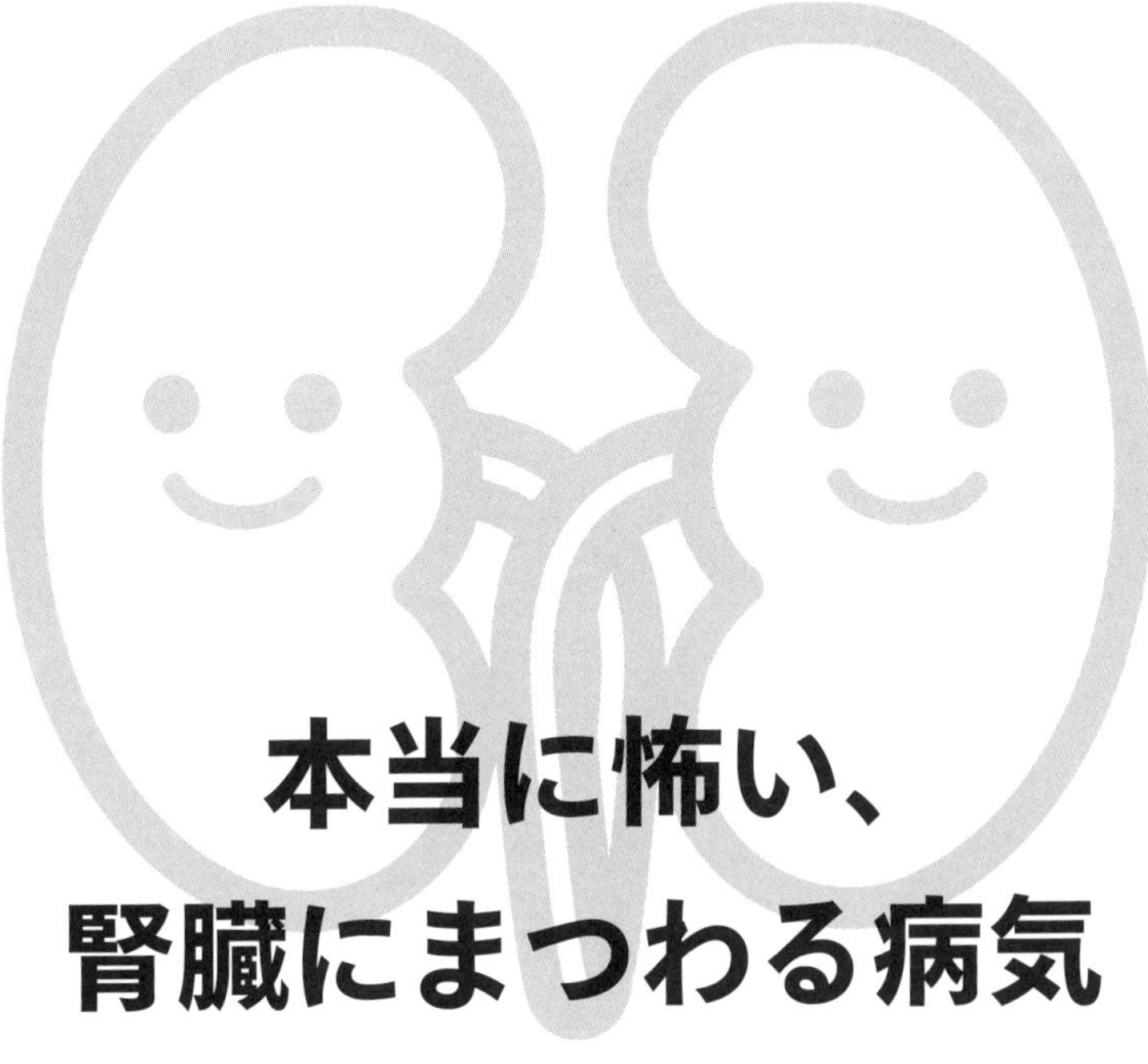

本当に怖い、
腎臓にまつわる病気

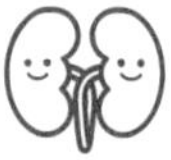

「慢性腎臓病（ＣＫＤ）」って、何？

腎臓は、非常に大切な臓器

本章では、本書の最大のテーマである「**慢性腎臓病**（ＣＫＤ：Chronic Kidney Disease）」を中心にお話しします。

腎臓は、毎日２００ℓもの血液をろ過し、老廃物を尿として体外に排泄して、体内をキレイに保つ働きをしています。

ほかにも、体液の量や浸透圧・血圧の調整を行ったり、ナトリウム・カリウム・カルシウムなどのミネラルや酸性・アルカリ性のバランスを保ってくれています。

腎臓は、とても多くの働きをしている、わたしたちの健康において非常に大切な臓器なのです。

慢性腎臓病は、腎臓のパワーが低下した状態

慢性腎臓病の定義は、

①腎臓の機能が健康な人の60％未満に低下する状態

②蛋白尿が出るといった腎臓の異常な状態

のいずれか、もしくは両方が３カ月以上続いている状態とされています。

①と②について、少し詳しく解説しておきます。

まず、腎臓の機能は、腎臓のなかにある糸球体（毛細血管が集まったもの）が１分間にどれくらいの血液をろ過して尿をつくれるかを示す値であるＧＦＲ（糸球体ろ過量）で測ります。健康な人のＧＦＲは１００㎖／分／１・73㎡ですが、これが60㎖／分／１・73㎡未満まで低下する状態が、①の「健康な人の60％未満」に該当します。

そして、腎障害によってとくに蛋白尿が出る状態が②です。

この①②のいずれか、もしくは両方が３カ月以上続いている状態が、慢性腎臓病と定義されているのです。

「**腎臓のパワーが低下した状態**」と表現すれば、わかりやすいでしょうか。

本邦における20歳のCKD患者数
（CKD診療ガイドラインより引用）

GFRステージ	GFR（mL/分1.73m²）	尿蛋白 ー〜±	尿蛋白 1＋以上
G1	≧90	2,803万人	61万人(0.6%)
G2	60〜89	6,187万人	171万人(1.7%)
G3a	45〜59	886万人(8.6%)	58万人(0.6%)
G3b	30〜44	106万人(1.0%)	24万人(0.2%)
G4	15〜29	10万人(0.1%)	9万人(0.1%)
G5	＜15	1万人(0.01%)	4万人(0.03%)

https://kai-clinic.net/explanation/sick16/より

慢性腎臓病は、早期発見や早期治療介入が何よりも大切

慢性腎臓病の原因は、糖尿病やそれにともなう合併症、高血圧に起因するもの、といったようにさまざまですが、治療法や問題点は同じです。

そもそも腎臓は「沈黙の臓器」といわれており、末期になるまで症状があらわれません。

90％の患者さんは、自分がＣＫＤであると気づいていないといわれており、いざ腎臓が悲鳴をあげたときには、腎臓の最大の働きである「解毒や浄化」ができない身体になっていることも多いのです。

そのため、早期発見や早期治療介入が何よりも大切です。

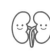

腎機能が低下すると、死亡率が高くなる

腎臓病は症状が出てからでは遅い？

日本人における慢性腎臓病（ＣＫＤ）の有病率は約13％、約１３００万人と推計されています。国民の８人に１人、という患者さんの数は、驚くべき数字ではないでしょうか。

この慢性腎臓病の患者が増えていることを国も問題視しており、駅にポスターが掲示されるなど、全国的な啓蒙活動を行っています。

腎臓が「沈黙の臓器」と呼ばれていることはお話ししましたが、実際に症状がある人は患者さんの10人に１人程度であり、検診をしなければわからないことが多く、気づいたときには症状が進行していることも…。

腎臓を悪くする大きな要因は、糖尿病や高血圧、脂質異常症、肥満といった生活習慣病です。そして、腎臓が悪くなると、心筋梗塞や脳卒中、がんの発症率が高くなるだけでなく、その進行を早め、早死にすることになってしまうのです。

腎臓は心臓とリンクしている分、臓器の中心の一つとも言える

世界でもっとも広く読まれ、影響を与えている医学雑誌の一つである「The New England Journal of Medicine」に掲載された２００４年の論文によれば、ｅＧＦＲ（推算糸球体ろ過量：年齢、性別、血清クレアチニン値から推算されるＧＦＲの数値）の値が低い、つまり腎機能が悪いほど、心不全や死亡率が高くなるのが示されました。

心筋梗塞患者の推定死因とeGFR値

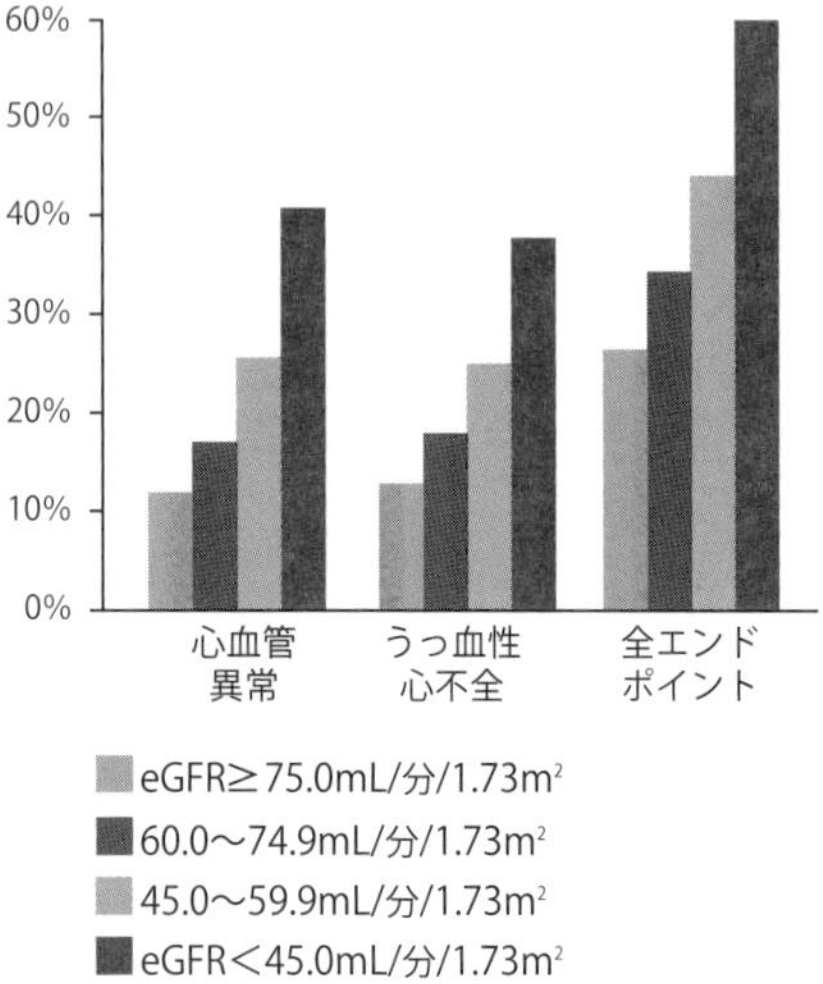

上図にある「心血管異常」の通り、慢性腎臓病が悪化すると、死亡率が4倍に上がることがわかります。これは、腎臓と心臓がリンクしていることを示すものです。

病気で身体の機能に異常が起こる場合、心臓と腎臓の間に深い関係がある状態を「心腎連関症候群」と呼びますが、それだけ密接に関係しているということです。

たとえば慢性腎臓病の人が腎不全で死亡

クレアチニン値別の累計死亡率の推移

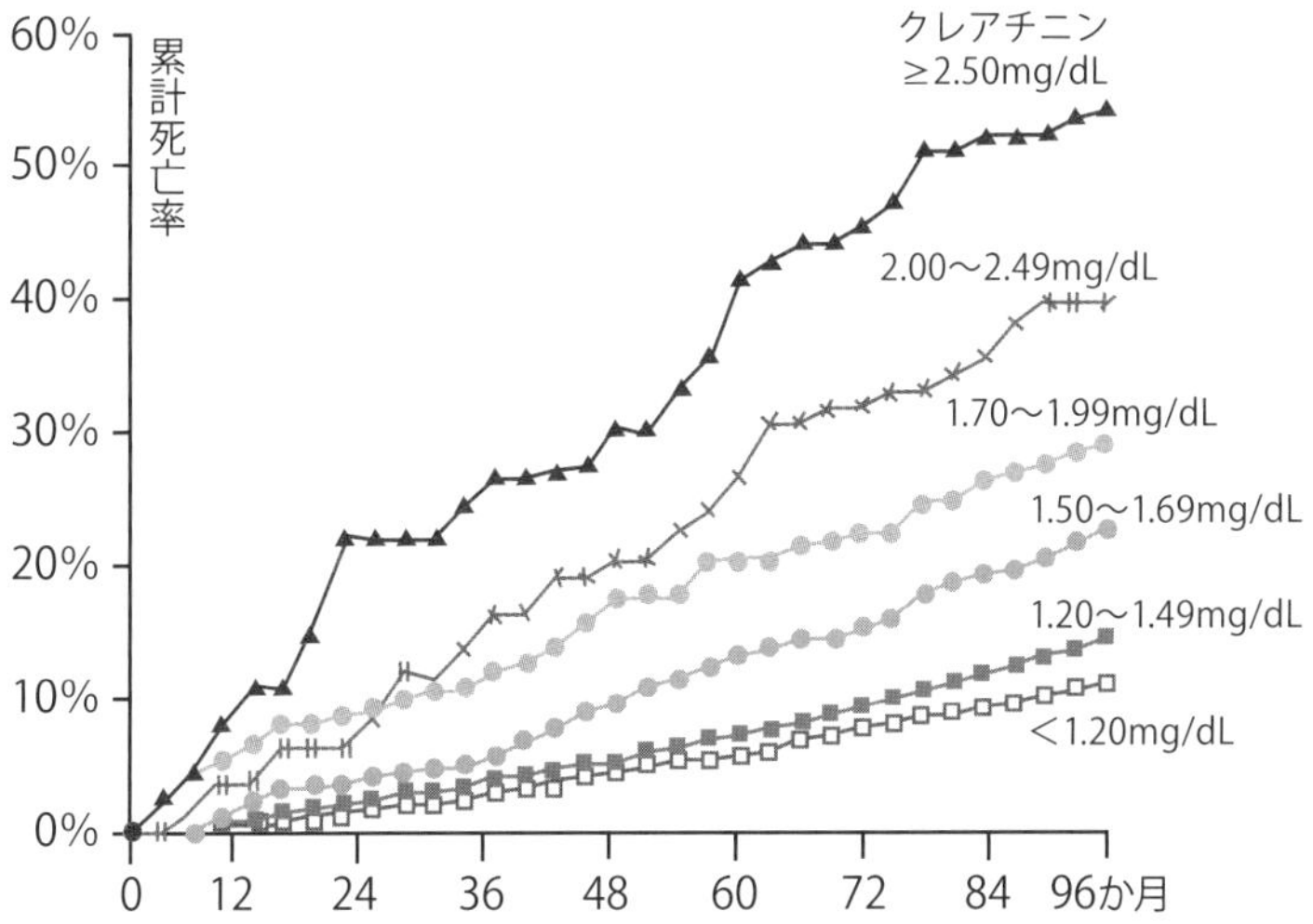

する前に、心筋梗塞や脳卒中、がんといったほかの病気にかかり、その病気が進行によって亡くなることが多く見られます。

慢性腎臓病（ＣＫＤ）の死亡率が４倍になっているのは、心腎連関症候群が理由とも言えます。このことを考えれば、腎臓が臓器の中心の一つであるといっても過言ではありません。

なお、上図「クレアチニン値別の累計死亡率の推移」の通り、ｅＧＦＲ（推算糸球体ろ過量）の推算で使われるクレアチニンの数値が高いほど、腎機能が悪く、死亡率が高いことを知っておいてください。

腎臓病の悪化を防げば、医療費の削減につながる

腎臓病について国が啓発をしている理由は、社会保障費への懸念が大きいからでしょう。腎臓病が悪化すれば、最終的には人工透析が必要となってしまいますが、人工透析になれば、一人あたり年間500万円も医療費がかかります。

実際に、現在も年間1~2兆円が人工透析の患者さんにかかっており、社会保障費が膨らんでしまう要因の一つになっています。

つまり、社会保障費を減らしていくことと、腎臓病に足を踏み入れている人たちが人工透析をしなくてもいいように治療を受けていくことは、密接な関係があると言えるのです。

腎臓病は、末期になるまで症状があらわれない病気です。

本音を言うと、症状が出てから受診しても、多くのケースで「もっと早ければ…」と感じてしまいます。その段階でできることは症状の進行を緩やかにし、人工透析の導入を遅らせることしかないからです。

検診で慢性腎臓病の診断を受けた人や、慢性腎臓病に足を踏み入れていると言われた人は、状況を理解して、悪化させないことの重要性を、ぜひ知っておいてください。

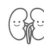

腎臓病では、感染症による重症化リスクも高くなる

腎臓病は、感染症が重症化しやすい危険因子の一つ

慢性腎臓病（ＣＫＤ）には、感染症が重症化しやすいというリスクがあります。国は、コロナやインフルエンザ、肺炎といった感染症によって重症化しやすいグループを決めて、さまざまな施策を打っています。

重症化しやすいグループは、年齢が高い人や特定の持病がある人たちなのですが、危険因子となる持病には、糖尿病や高血圧といったものにプラスして、腎臓病も含まれているのです。

慢性腎臓病が感染症を重症化させる原因物質は、「**最終糖化産物**（**ＡＧＥ**）」です。ＡＧＥは慢性腎臓病になると、体内でつくられるようになり、血流に乗って全身の血管や臓器で炎症を引き起こします。

通常であれば、身体のどこかが炎症を起こすと、身体は異常を感知し、免疫機能を使って異常を改善しようと働きかけるのですが、AGEが増えると、体内のさまざまなところで炎症が発生してしまうため、免疫機能が疲弊した状態に陥ります。

そして、いざ細菌やウイルスが体内に侵入してきたときには、戦う余力がなくなり、結果として感染症に弱い身体になってしまうのです。

年齢にかかわらず、腎機能の悪い人は感染症への警戒を

実際に、新型コロナウイルス感染症をはじめとするさまざまな感染症の研究において、慢性腎臓病の患者さんの死亡率は、持病がない患者さんに比べて高い、という結果が出ています。

極端な話をすると、どのような疾患であっても、腎疾患のある人はリスクが1〜2段跳ね上がります。

ですから、治療の現場でも、腎機能が悪ければ重症化するリスクがあると想定して、より慎重に治療に関わっていくようにしているのです。

なお、年齢が高くなるほど感染症が重症化するリスクを抱えていることは、想像がつく

のではないでしょうか。

ただ、加齢以上の速度で腎機能が低下している場合や、人工透析をしている場合は、注意が必要です。

とくに人工透析をしている患者さんにとっては、年齢に関係なく、感染症は非常に大変な病気なのです。

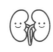

さらなる腎臓悪化のデメリット①　生活に制限が多くなる

人工透析による生活への負担は大きい

腎臓が悪くなることで受ける制限のうち、もっとも大変なのが、人工透析になった場合です。人工透析が始まると、透析をする生活が一生続くため、簡単に旅行へ行けなくなってしまうことは、とても大きなデメリットでしょう。

人工透析は、基本的に月・水・金、もしくは火・木・土の週3回行い、1回あたりの所要時間は4時間ほどです。ただ、治療の準備で1時間、終わってからの止血などの措置で1時間かかるため、トータルで6時間ほどかかってしまいます。

透析は1日がかりになってしまうので、それだけでも生活が大きく制限されることがわかりますね。


人によっては、人工透析による「見栄え」も気になるところでしょう。

人工透析を行う際には、「シャント」という動脈と静脈をつなぎ合わせた血管をつくることがあるのですが、シャントをつくった箇所の表面がボコボコするため、見た目は決していいものではありません。

また、人工透析は、身体の解毒作用をしてくれる腎臓の機能を補完するために行うのですが、やはり解毒のパワーは腎臓にはかなわず、極端に落ちてしまいます。

そのため、毒素が身体に溜まることになり、色素沈着が起きて、肌が黒くなってしまうこともあるのです。

腎機能が悪化すると、運動も制限されてしまう

運動を制限しなければならないことも、日常生活におけるデメリットと言えます。人工透析になると、基本的に血圧が上がるような激しい運動を避けなければなりません。「激しい運動」には個人差がありますが、少なくとも重いバーベルを持って力むような運動は、絶対に避けるべきです。

ウォーキングはほぼ問題ありませんが、ジョギングはもともとの運動能力によって差が出るところです。

運動能力が高い人工透析の患者さんのなかには、マラソンをしている人もいますが、そうではない人は、身体のためと思って無理に運動をすることは避けるべきです。

血圧が上がらないよう、ゆっくりと負荷をかけながら運動能力を上げていくことが、大切になってくるのです。

なお、食事については第3章で、運動については第4章で、詳しくお話しします。

過労や睡眠不足も腎臓への大敵となるため、注意が必要となるのですが、睡眠などの生活習慣については第5章で解説します。

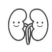

さらなる腎臓悪化のデメリット②
血圧が下がりにくくなる

腎臓が悪くなると高血圧になり、さらに腎臓が悪くなる悪循環に

高血圧は、腎臓と深い関係があることをご存じでしょうか？

わたしたち医療従事者は「自動化」もしくは「自動操縦」と呼んでいますが、腎臓は体内の余分な水分を排出させることで、全身の血圧の波を一定に保っています。

ところが、腎機能が悪くなり、自動操縦ができなくなると、急上昇したり急降下したりと血圧管理が難しくなってしまうのです。

また、血圧が高いと腎臓の血管に負担がかかり、動脈硬化を引き起こす要因にもなります。動脈硬化で血管が狭くなると、腎臓に流れる血液量が減り、腎機能がさらに悪化して、水分を尿として十分に排出できなくなるため、血液量が増加します。その結果、心臓の負

悪循環の構図

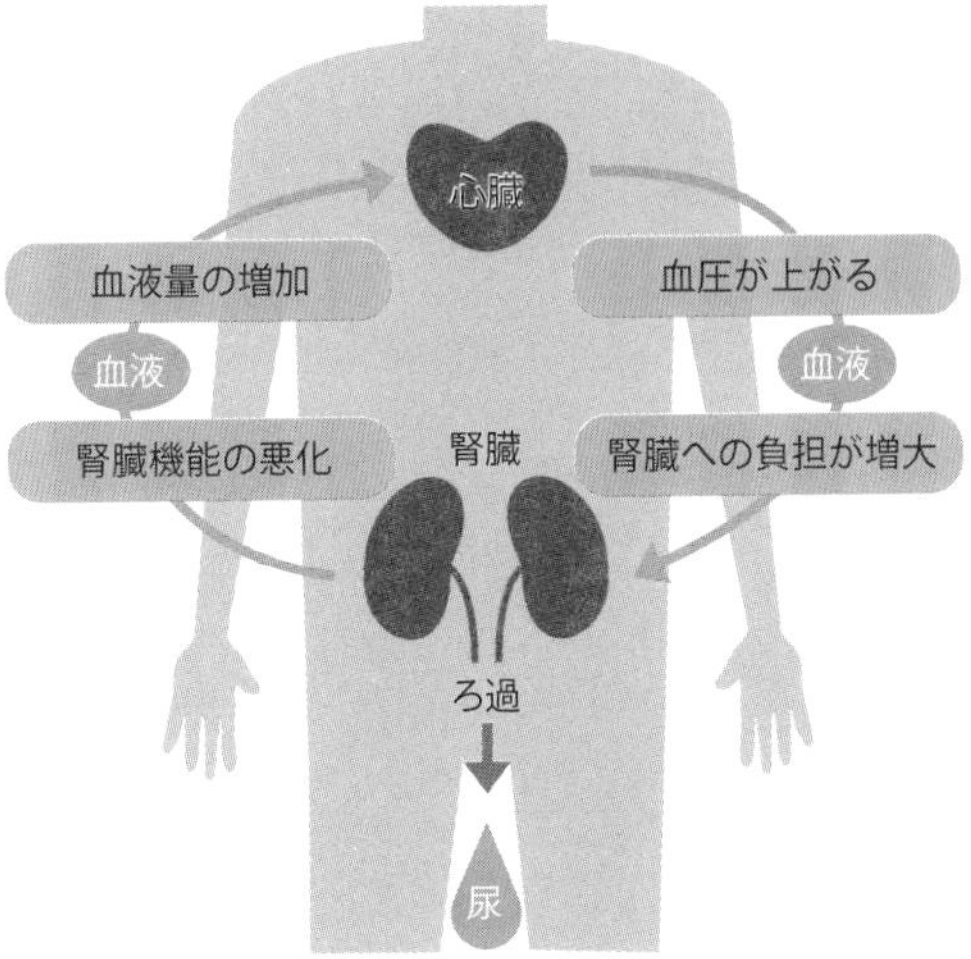

担が増え、さらに血圧が高くなる事態に陥るのです。

血圧が高く、薬を4~5錠服用しても下がらない人もいますが、やはり末期になると食事制限などを組み合わせても厳しくなってしまいます。

さらに、血圧が高い状態が数年続いて人工透析に至った場合、血管はますます硬くなっていきます。硬くなった血管は、伸び縮みしない分、血圧が下がることもありません。

つまり、高血圧と腎機能低下は悪循環の関係にあると言えるのです。

人工透析による血圧の上下も、患者さんの負担になる

人工透析による血圧への影響も、決して小さくはありません。

透析で血液中の水分を抜くと、血管が小さくなって血圧が下がるのですが、血圧が高い

状態に慣れている人の場合、短時間で血液の水分を抜くことで、とてもつらい思いをするのです。

1カ月に体重を1～2kg落とすことでさえ、大変なことです。それをわずか4時間で行うために、身体が急激に変化して、患者さんが大変な思いをしていることは、想像できるのではないでしょうか。

たしかに透析によって血圧が下がるのはいいことですが、終わった頃には身体が疲れ果てていて、力が入らないこともあるのです。

また、糖尿病で人工透析をしている場合、血圧を下げるために常時10種類ほどの薬を服用しているものですが、薬を服用すればするほど、副作用のリスクが増します。人工透析をしている人が元の状態に戻るのは、非常に難しいでしょう。

さらなる腎臓悪化のデメリット③
貧血になる

腎機能が落ちると貧血になるのは、造血ホルモンがつくられないため

意外に思われるかもしれませんが、腎臓は血液をつくるために大切な役割を果たしている臓器です。なぜなら腎臓は、骨髄でつくられる赤血球の生産を刺激する造血ホルモンである、「エリスロポエチン」の生産と分泌を行っているからです。

腎機能が悪くなると赤血球がつくられなくなるため、腎臓が悪い人は基本的に全員、貧血になってしまいます。

また、腎機能が悪くなると、貧血によって息切れがひどくなってくるので、通院を避けることはできません。また、エリスロポエチンを定期的に注入する必要があります。

たとえば、人工透析になる手前の人は、エリスロポエチンを月に1回注射をする必要があり、人工透析をしている人ならば、週に1回、かならず注射しています。

また、人工透析の患者さんの場合、透析機器に血液が一部付着するため、さらに貧血が進む原因にもなってしまいます。

腎機能が悪くなったことによる貧血は、男女に関係なく起こります。

ちなみに腎臓病は、どちらかと言えば男性のほうが多い傾向があります。女性に比べて男性のほうが高血圧や糖尿病の人が多いので、必然とも言えるでしょう。

さらなる腎臓悪化のデメリット④ 病気の診断をしにくくなる

造影剤は腎臓に負担をかけるため、重大な病気を見落とす恐れも

腎臓が悪くなることで、検査に制限が出てくることをご存じでしょうか？

これも、腎臓が悪くなることの大きなデメリットの一つです。

一例をあげると、造影剤は腎臓に悪影響を与えるため、ＣＴやＭＲＩ検査を行うことが難しくなります。

造影剤を使えば、たとえばがんで悪くなっているリンパ節なのか、白くなった血管なのか、といったことを判別することができます。ところが、大きな病気を見落とすことが少なくなる一方で、腎臓に負担をかけてしまうということも…。正常な人には影響はありませんが、腎臓が悪い人が使うことで、さらに腎臓の機能を悪化させてしまうのです。

まもなく人工透析が必要という人であっても、腎臓が悪くなるリスクよりも命を守ることを優先すべきときには、造影剤を使って検査をするのも仕方ありません。

ただ、造影剤によって腎機能が悪化し、結果として人工透析になってしまうケースも稀にあるため、使うかどうかの判断は非常に難しいものがあります。

医療に携わるわたしたちは、造影剤を使うメリットとデメリットを天秤にかけながら、慎重に判断しています。造影剤を使わずに検査を行った場合、どうしても検査の質が下がり、診断が遅れることも起こり得るのです。

診断が遅れる事態を防ぐためにも、腎臓が正常、もしくは多少悪くなっている程度にとどめてほしいというのが、わたしたち医療従事者の願いです。

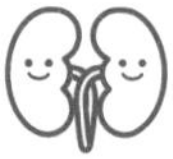

さらなる腎臓悪化のデメリット⑤ 使ってはいけない薬が増える

腎臓が悪くなると、余分な薬の成分を排泄できず、副作用の元に

薬は、本来身体をよくするために服用するものです。

一方で、体内で薬の濃度が高まるのは、決して好ましいことではありません。

身体は「代謝」として老廃物を体外へ排泄する際、薬が体内で効果を示したあとの「カス」も一緒に排泄します。

そのときに働くのが肝臓と腎臓なのですが、むしろほとんどが腎臓の働きと言ってもいいでしょう。

腎臓が健康であれば、尿として薬のカスを排泄してくれますが、腎機能が悪くなると薬の排泄機能が弱まり、体内に蓄積されて、薬の効果が残ってしまいます。

そして、薬の血中濃度が高まると、副作用や中毒症状につながることになるのです。

腎機能が悪くなればなるほど、使える薬の選択肢が減っていく

腎臓が悪くなったときに減量、もしくは中止すべき薬剤はたくさんあります。代表的なものが解熱鎮痛剤ですが、ほかにも糖尿病やリウマチ、不整脈の治療薬、降圧薬などがそれに該当します。

むしろ、何の影響もなく投与できる薬剤はほとんどない、と考えたほうがいいでしょう。

腎機能が悪い患者さんに薬を出すときは、通常量で使っていいものか、半分にしなくてはいけないのか、絶対に使ってはいけないのかを調べる必要があります。

糖尿病の薬を例に出すと、薬が体内に残ることで効果が2～3倍ほどになり、低血糖を起こしてしまうことがあります。

解熱鎮痛剤も、わずかに残っている腎機能がさらに悪くなる、という覚悟をしながら使うしかありません。使い続けることで、ボディブローのようにダメージが蓄積し、人工透

折になってしまいかねないのです。

たとえば、高齢の人が転んで骨折してしまったときは、非常に悩ましい状況と言えます。高齢で腎機能が落ちているなか、痛みに耐えかねて解熱鎮痛剤を使うことで、腎臓のパワーが落ちてしまうからです。

痛みがひどければ、多少腎臓への影響があっても薬をすすめることもありますが、解熱鎮痛剤は、治療をするメリットと治療しなかったことによるデメリット、両方のバランスを見ながら腎臓の悪い患者さんに対して使ったほうがいいものです。

また、不整脈の薬を腎機能の悪い人に使うことで、心臓が止まってしまうことも考えられます。


このように、腎臓の悪い患者さんに対して薬を処方する際、医師は判断を慎重に行わなければいけません。患者さんとしても、市販の薬を使うことはとても危ないことであると認識してほしいところです。

腎機能が悪くなると治療薬の選択肢が狭くなり、回復が難しくなることをぜひ知っておきましょう。

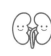

さらなる腎臓悪化のデメリット⑥
高血糖にも低血糖にもなりやすい

薬が使えなければ高血糖に、使えば効果が出すぎて低血糖になる

前の項でお話しした通り、糖尿病の人の腎機能が悪くなると、使用できる糖尿病治療薬が限定されます。結果として血糖値のコントロールが難しくなるため、高血糖になりやすいのです。

一方、薬剤を使った場合には、これも繰り返しになりますが、薬が体内に残ることで2～3倍の効果が出てしまい、想定以上に血糖値が低くなることも多々あります。

本来であれば、身体が一定の値よりは低くならないよう防御しているのですが、腎機能が低下することで防御反応自体が鈍くなることも、低血糖の一因です。

「インスリン」という薬があるのを聞いたことはあるでしょうか？

腎機能が悪くなった際にはインスリン注射を使うのが一般的であり、もっとも安全な治療薬でもあります。

ところが、インスリンは劇薬のため、注射を打つことも患者さんの負担になってしまいます。なおかつ、すべてのお医者さんが扱える薬剤ではなく、一部の糖尿病専門医や使用に慣れたお医者さんしか使いこなすことができません。

多くのお医者さんは、インスリンを使うと低血糖のリスクがあるということで、安全を保障するためには高血糖のままでもいい、と考える傾向があります。

ただ、そうすると高血糖が悪さをする未来がかならずやってきます。

そうならないためにも、患者さんがしっかりと医師を選ぶことが大切です。

やはり、インスリンの使用に慣れた専門医に任せることが、糖尿病と付き合っていく際の前提となるでしょう。

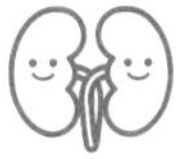

さらなる腎臓悪化のデメリット⑦ むくみやすくなる

水分を出せずに足からむくみ、肺のあたりまで溜まると息切れや動悸に

腎臓は、「尿をつくる臓器」です。

尿は、体外へ不要な水分や老廃物を排出するためのものですが、腎機能が低下して尿の出が悪くなると、水分が身体に溜まり、身体がむくんでしまいます。

身体がむくみはじめるときは、重力の影響で、まずは身体の下側、つまり足に出ることが多く見られます。

ですから、足がむくんでいる患者さんは、かならず採血で腎臓に問題がないかをチェックするのです。

むくみの症状がひどくなるにつれて、足に溜まった水分が徐々に上半身へ上がってくると、最後には肺のまわりに溜まってしまいます。

肺は息を吸うことで風船のように膨らみますが、水が溜まると膨らまなくなって息がしづらくなり、息切れや動悸といったさまざまな症状を誘発します。

ここまでくると「赤信号に近い黄色信号」であり、治療や管理を行っていく必要がある段階と言えるでしょう。

肺に水分が溜まっているかどうかは、このような自覚症状以外にも採血や検査によってわかるので、早めに検査をするに越したことはありません。

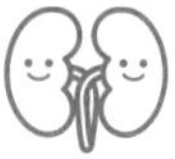

さらなる腎臓悪化のデメリット⑧ 認知機能の低下にもつながる

脳へ血液や酸素が運ばれず、認知機能が低下すると考えられる

腎機能の低下によって認知症のリスクが高まることは、意外と知られていないかもしれ

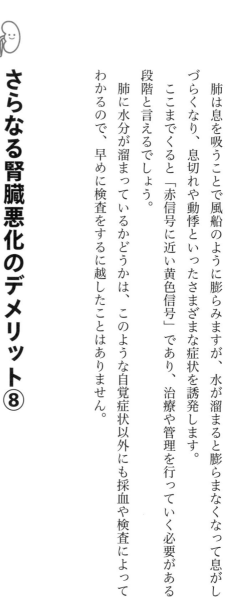

ません。

実際に認知症の新規発症は、軽度の腎機能低下では1.7倍、中等度以上の低下なら2.6倍増える可能性があると示唆されており、認知症の10％が慢性腎臓病（ＣＫＤ）に起因すると言われているのです。

脳の血管と同じように、年齢が高くなればなるほど腎臓の動脈硬化が進みます。血管の狭窄や血流不全が起こりやすくなって腎臓のパワーが落ちるのと同時に、脳に血流や酸素が行かなくなるために、認知機能も落ちてくるのでしょう。

データのうえでは、腎臓病は高齢者に多い疾患なので、認知症と連動するのはある意味当然のことと言えます。

ただ、腎機能の悪い人が認知症になると、困ったことが起こります。

認知症で使う薬は、腎機能が悪いと使いにくいからです。

また、認知症になると薬を飲み忘れることが多くなるため、効果的な治療を施すことができなくなります。

腎機能の低下によって、思わぬ問題が出てくることを知っておきましょう。

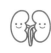

便秘は腎機能の低下を早めてしまう

腎機能を悪化させないためには、腸内環境を整える必要がある

臨床に携わる腎臓内科医は、腎機能の悪い人が便秘になりやすいことを経験値として知っています。

また最近は、「便秘があると、慢性腎臓病（ＣＫＤ）や末期腎不全になりやすい」という研究結果や文献もあり、慢性腎臓病と便秘には強い相関関係があることがわかってきました。

たとえば「便秘とＣＫＤの発症率」という論文によれば、便秘の人は便秘ではない人よりも早く腎機能が低下し、便秘が重症であるほど長期的に末期腎不全になるリスクが高まる、とあります。

その理由として、便秘によって便が長い時間腸内に滞留することで、腸内環境が悪化し、尿毒素などの有害物質が多くつくられ、腎臓に負担がかかることが考えられます。

CKDの累積発症率

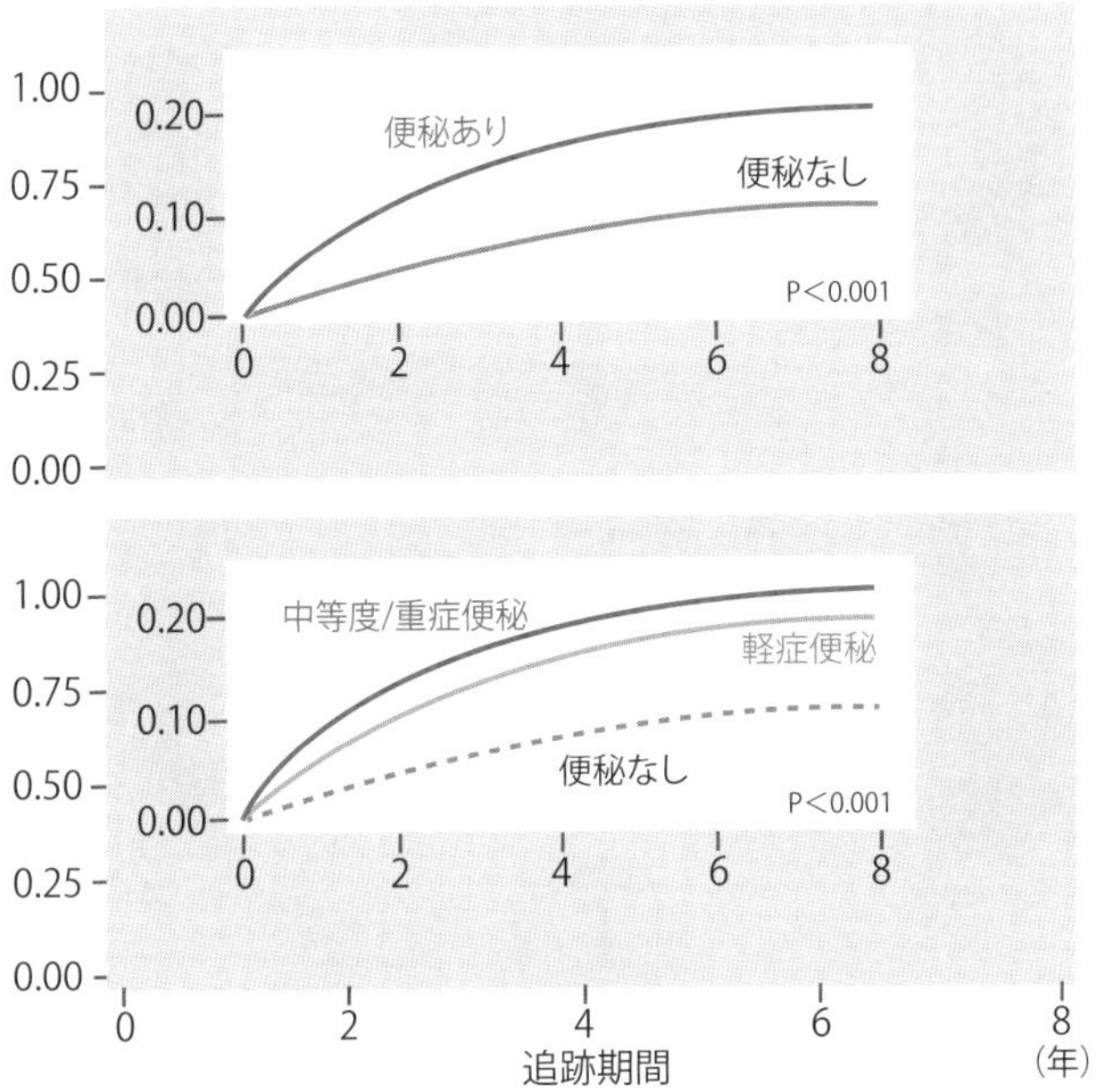

Sumida et al., J Am Soc Nephrol 2017;28:1248より引用

つまり、腎障害のある人が腎機能を悪化させないために必要なことの一つが、「腸内環境を整えること」と言えるでしょう。

そうなると、便秘薬が腎機能を改善させるかもしれない可能性も考えられますね。

実際に、日本腎臓学会では、「すべての国民は、年に１回健康診断などの機会で腎機能を評価するための血清クレアチニン検査や尿検査を受けてほしい」と啓発しています。

腎臓が悪い人には高齢の人が多く、基本的にあまり身体を動かさない年代です。身体を動かさなければ、腸も内臓も動かないために、便秘になりやすいのです。便秘がある患者さんはとくに注意して、積極的に検査の機会を活用しましょう。

ｅＧＦＲ（推算糸球体ろ過量）が45㎖／ｍｉｎ／１・73㎡から30㎖／ｍｉｎ／１・73㎡程度まで低下すると、血液中に尿毒素が蓄積しはじめます。

ここまで慢性腎臓病が進んだら、便秘を防ぐこと、改善することが、慢性腎臓病の進行を抑えるために重要になります。

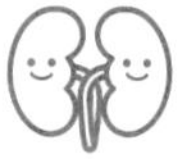

生活の質を下げてしまう、人工透析の怖さ

人工透析になる原因の約６割が、生活習慣病に起因するもの

人工透析は、腎臓がその機能を果たせなくなったときに、機能を肩代わりする「腎代替療法」の一つです。人工透析を行っている患者数は全国で約34万人、さらに毎年約４万人が新たに透析を導入しています。

透析の一番の原因は糖尿病腎症

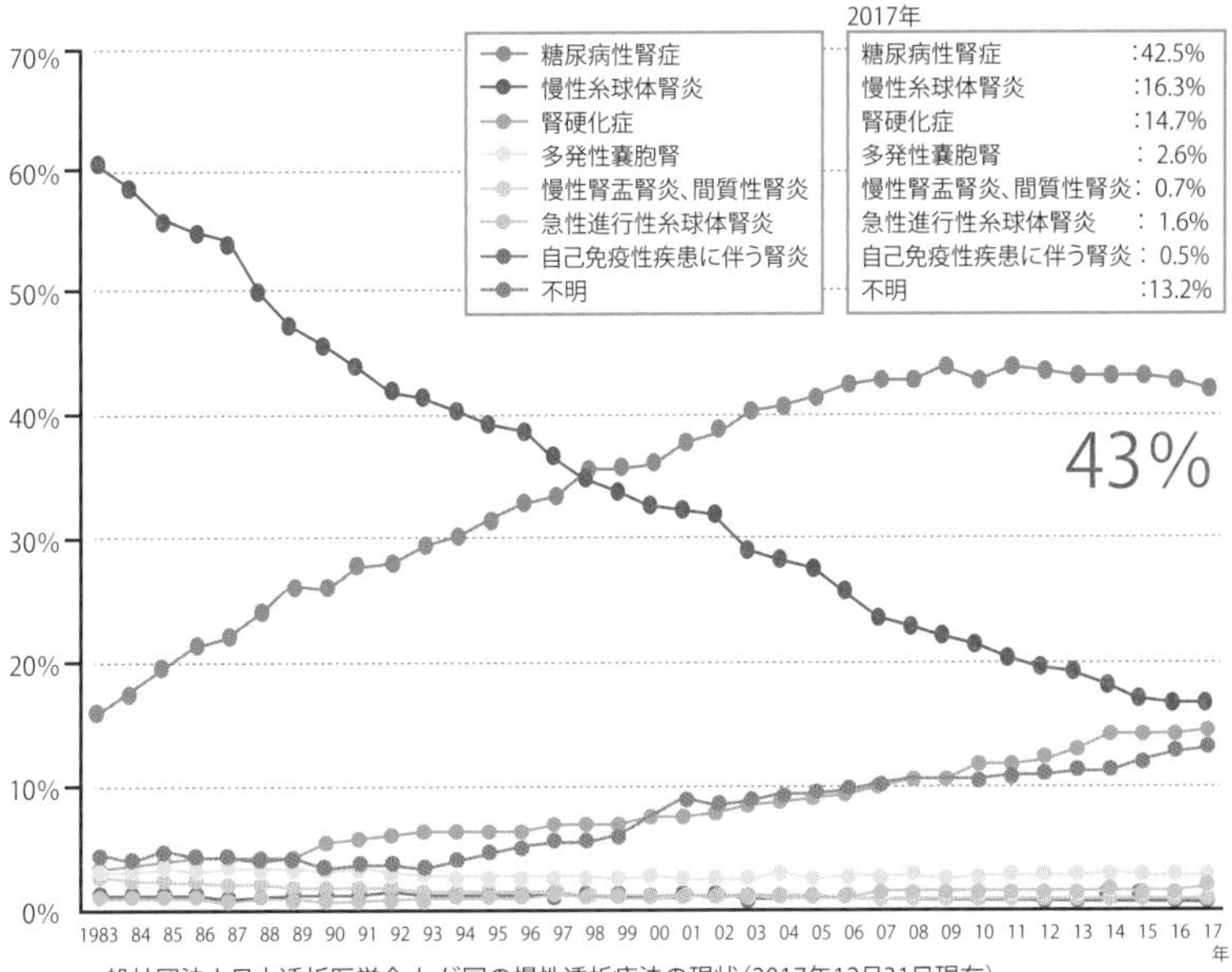

一般社団法人日本透析医学会 わが国の慢性透析療法の現状（2017年12月31日現在）

https://www.toseki.tokyo/blog/touseki-jumyou/より

腎臓機能を悪化させる原因として一番多いのが、全体の43%を占める糖尿病腎症、第3位が高血圧に起因する腎硬化症という疾患で、約15%を占めています。

第2位の慢性糸球体腎炎は腎機能だけが落ちる腎臓特有の病気ですが、そのほかの原因としてアルコールが原因の痛風腎などもあり、生活習慣病に起因するものが約6割を占めているのです。

つまり、生活習慣を是正することで年間2万4000人もの透析導入を回避できる計算になるのではないでしょうか。

人工透析は一人あたりで年５００万円かかるため、２万４０００人が透析導入を回避できれば、１２００億円もの医療費削減につながるわけです。

年間の透析医療には約1兆６０００億円かかっており、国の社会保障費が年40兆円であることも考えると、透析医療費の大きさが目立つのではないでしょうか。

国が人工透析になる前の５～10年ほど前からｅＧＦＲ（推算糸球体ろ過量）を測って、慢性腎臓病を進行させないように啓蒙しているのは、このような理由からです。

人工透析になると、生命予後が短くなるため、絶対に避けるべき

とくに糖尿病腎症と腎硬化症は、５～10年にも及ぶ生活習慣病のなれの果ての疾患であり、腎臓が悪くなるだけではなく、ほかの臓器にも大きな悪影響を与えてしまいます。

仮に脳が損傷した場合、移植することはできませんし、心臓の場合も日本では移植が難しいのが現状です。

慢性糸球体腎炎が原因で人工透析になった場合なら、現代の日本の医療では30～40年生

透析患者の平均余命と一般人口の平均余命

年齢（年）	透析患者平均余命（男性）	一般人口平均余命（男性）	透析患者平均余命（女性）	一般人口平均余命（女性）
60	9.87	21.98	11.31	27.49
65	7.86	18.02	9.04	23.04
70	6.24	14.35	7.11	18.75
75	4.77	11.09	5.67	14.72
80	3.82	8.26	4.43	11.04

出展：日本透析医学会　わが国の慢性透析療法の現況2005年12月31日現在　Ⅲ. 2004年末調査項目に関する予後解析　表１ 2003年(平成15年)男性 透析患者 平均余命(生命表)、表２ 2003年(平成15年)女性 透析患者 平均余命(生命表)より一部抜粋

きられる人もいますが、わたしの肌感覚では、糖尿病腎症と腎硬化症が原因で人工透析になった場合は10年も生きられないように感じています。

わたしがもっとも避けたいことは、患者さんの人工透析導入なのです。

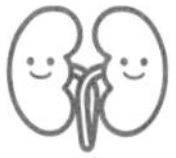

透析の頻度が高い理由

電解質のカリウムが体内に溜まりすぎると、心臓が止まってしまう

これまでにお話しした通り、人工透析は1回の治療に4時間かかり、それを週に3回繰り返すことになります。

ところで、なぜ2~3日に1回透析をしなければならないのでしょうか?

これは、腎臓の大切な機能を物語ることなので、しっかりとお伝えします。

腎臓は、身体に溜まった老廃物を浄化する機能を担う臓器であり、1分1秒休むことなく常に働き、身体を浄化するために尿をつくっています。

ところが、腎機能が下がって老廃物が体内に溜まりすぎると、身体に大きな負担がかかります。とくに電解質のカリウムは、正常が3・5~5・0mEq/ℓといわれていますが、これが7・0mEq/ℓを超えると心臓が止まってしまうのです。

そうならないためには、週3回の透析治療が必要であり、なおかつ体内に老廃物が溜まりすぎないような食生活にも留意しなければいけません。

さらに、尿が出なくなれば、食べた分・飲んだ分の体重が増えるため、透析が始まると体重が2～3kg増えることになります（ちなみに、この増加分は水分です）。

そのため、1回4時間の透析治療で体重を落とすことになるわけですが、1カ月で2～3kg落とすだけでも大変な減量であるところ、わずか4時間で行うのは身体に大きな負担であることがわかるのではないでしょうか。

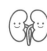

透析は1回4時間の治療が週3回、一生続く

じつは1回4時間・週3回の治療でも足りない

人工透析の治療は1回で4時間、基本は月・水・金、もしくは火・木・土というパターンで週に3回繰り返すため、生活が大きく制限されることは、すでにお話しした通りです。

1回に4時間かかるのは長い、と感じる患者さんも多いのですが、それでも足りないほどです。なぜなら、本来であれば腎臓は1週間で24時間×7日＝168時間働いて身体をキレイにする役割を担っていますが、人工透析の場合、1週間に4時間×3日＝12時間の治療時間しかありません。

つまり、12時間／168時間＝7％の時間しか身体を浄化できていないことになります。週に12時間では足りないことが理解できますよね。

ちなみに、透析の時間を増やすための手法は存在します。

たとえば、医療機関で夜間眠っている間に8時間で行う「ナイト透析」というものもありますが、医療機関のスタッフの補充が必要なため人件費の負担が大きいのが問題点です。自宅で寝ている間に8時間行う「腹膜透析」というものもありますが、患者さんが自分で行わなければならないため手間がかかるという問題があり、メインの治療法にはなっていません。

ですから、1回4時間の人工透析は決して長くはない、と言えるでしょう。

なお、一度透析療法となった人が離脱できる方法は、腎臓移植のみです。

ただ、腎臓を提供してくれるドナーは少なく、透析患者34万人のうちわずか2000人、つまり0・6％程度しか移植を受けられないため、現実的にはかなり難しいと言えます。

透析が必要となれば、基本的に亡くなるまで週3回の治療が必要となると考えておきましょう。

透析では週に最低6回、太い注射針を刺す

「溶血」を防ぎ、短時間で大量の血液を浄化するために、太い針を使う

人工透析は、いったん身体から血液を抜き取り、浄化装置を通してキレイにしてから身体に戻して身体の老廃物を抜き取る治療です。

1分間に200㎖以上のスピードでキレイにしているので、1時間に換算すると12ℓを浄化している計算になります。人間の総血液量は5ℓほどであり、数字上は体内の血液全体を浄化していることになりますね。

なお、健康な腎臓は1分間に1000㎖の血液を浄化しているので、透析は健康な腎臓の機能には及びません。

ただ、人工的に行うものとしてはかなりの浄化量であり、それだけのスピードで血液を抜き取るためには、注射針が太くなければ対応できないのです。
なぜなら、針が細いと血液が壊れる「溶血」が起こるからです。

透析で使用される針は、16G（ゲージ＝注射針の太さの単位）で、直径1・6㎜が一般的です。通常の採血で使用されるのが22G（直径0・7㎜）であり、献血で使われる針が18G（1・2㎜）であることを考えれば、透析で使用される針がいかに太いのかがわかります。実物を見ると、きっと衝撃を受けるでしょう。

1回の治療で脱血（血液を抜き取ること）と送血（血液を送り込むこと）を行うために2回注射をするので、1週間で計6回、太い注射針を刺すことになります。
注射は麻酔のテープを貼って行うのですが、刺すのに失敗すれば刺す回数が増えます。実際に透析導入になると、いかに大変なことなのかがわかるでしょう。

透析の仕組み

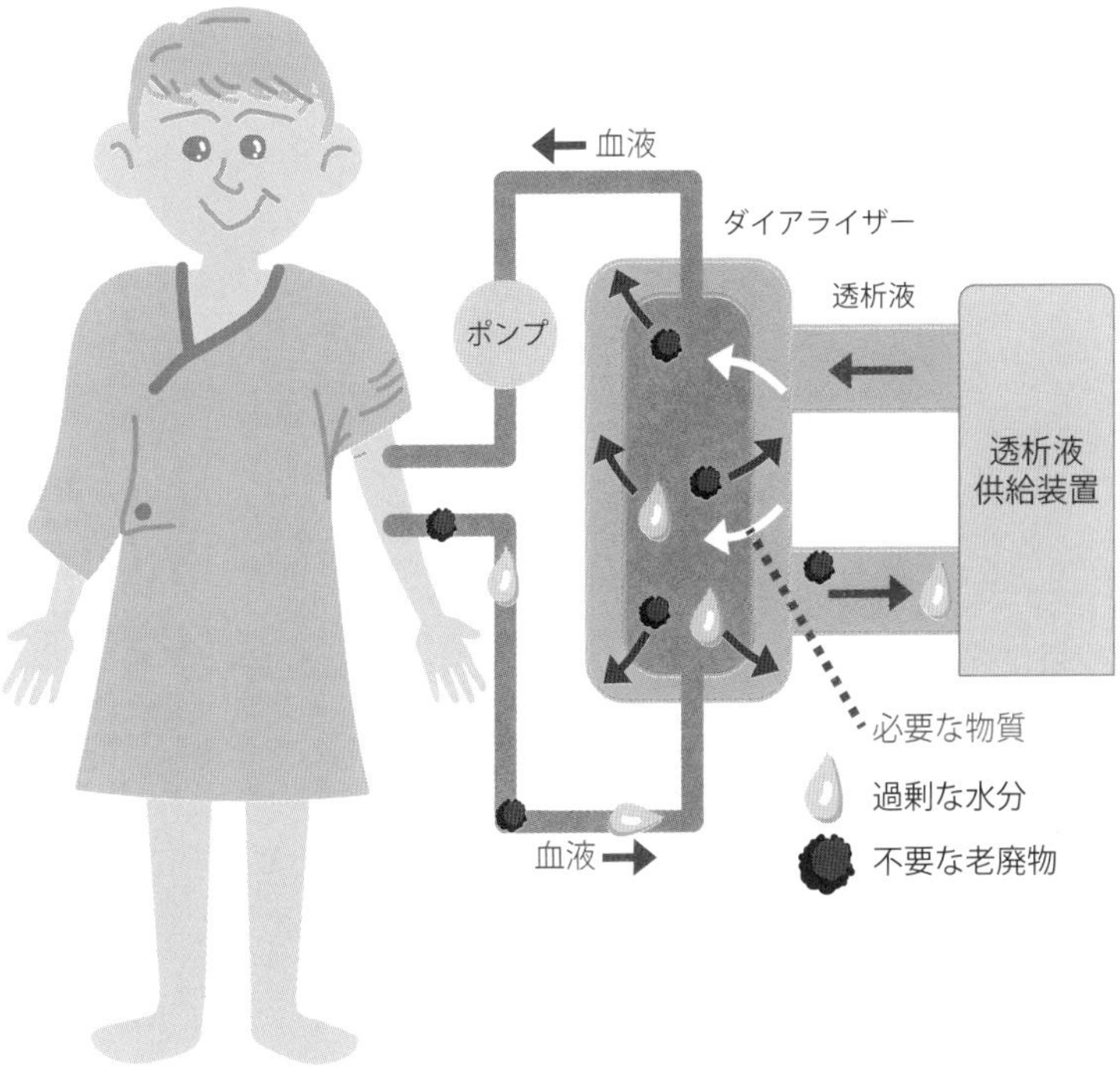

https://www.kissei.co.jp/dialysis/about_dialysis/cure.htmlより

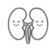

透析では「シャント」という血管を何度もつくり直す手術が必要となる

シャントは透析患者の「命」

透析を行うには、速いスピードで血液を血管から取り出す必要があるため、通常は手首付近の血管を手術し、十分な血液流量を得るために新しい「血液の通り道」をつくります。

この血液の出入り口を「バスキュラー（血管）アクセス」と言いますが、維持透析患者さん（透析治療を続けなければならない患者さん）のバスキュラーアクセスは、そのほとんどがご自身の血管による「内シャント」と呼ばれるものです。

この内シャントでは、腕の動脈と静脈を皮膚の下で直接つなげて、静脈に多くの血液が流れるように血管を太くし、太くなった血管に太い針を刺して、血液を取り出したり、体内に戻したりします。

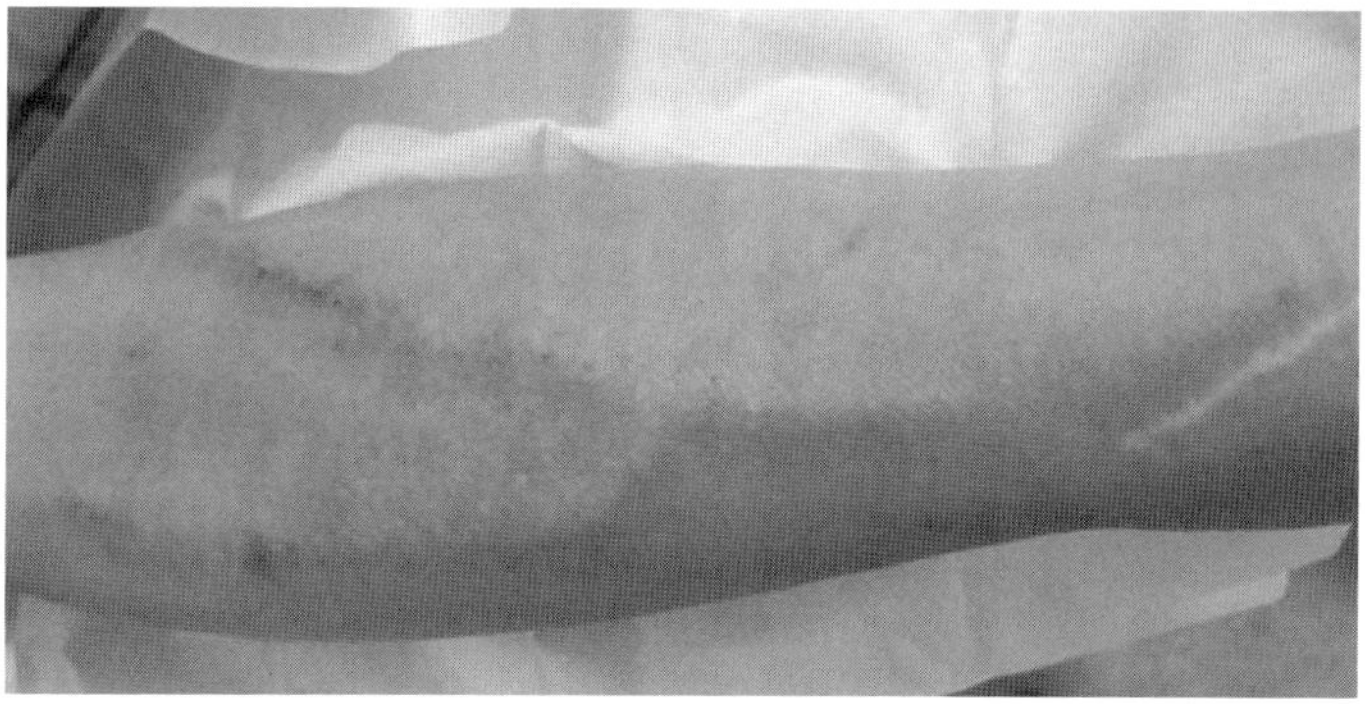

https://midori-hp.or.jp/nursing-dialysis-blog/web18_10_6/より

親指ほどに血管が成長すれば、注射をしやすい状態であると言えます。

でも、週に最低６回は穿刺《せんし》をするために血管が損傷することもある分、つくり直しが必要となったり、血管が狭くなると風船治療で広げたりする処置が必要となるのです。

丁寧に取り扱っている患者さんは、シャントが２〜３年長持ちすることもありますが、早い人は１〜２カ月で使えなくなってしまいます。シャントが３カ月おきに悪くなり、傷んだ血管を手術することもあるほどです。

シャントをつくり直してうまくいくかどうかは、血管の状況によって変わります。たとえば動脈硬化が進んでいる人は血管の状況がよくないため、手術をしても発育が悪いことがあります。

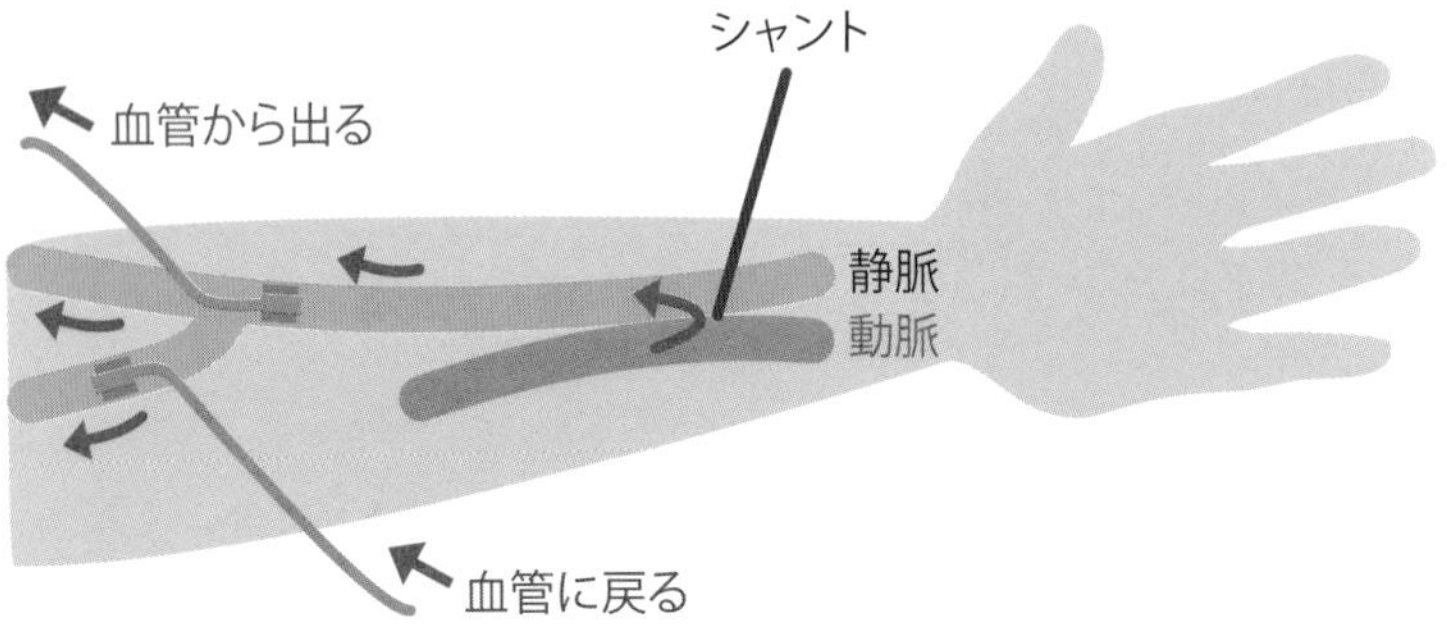

https://www.kissei.co.jp/dialysis/about_dialysis/cure.htmlより

シャントがなければ透析治療ができず、人工透析が2日空いてしまうと命に関わるため、シャントは透析患者さんの「命」と言っても過言ではありません。

完全に閉じると血液が採れないので、緊急入院で首に太い管を通し、人工透析を行うことも…。また、閉塞や感染症などの合併症が生じる可能性もあるので、慎重に扱わなければなりません。たとえば、シャントがある側の腕で長時間重い物を持たない、シャントを圧迫しない、シャント部位を清潔に保つ、といったことに注意を払いましょう。

患者さん自身の内シャントを、少しでも長く使えるように心がけることが大切なのです。

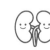

人工透析を始める段階で、6割が冠動脈狭窄になる

透析中は、心臓のケアがとても重要

人工透析の怖さは、一般人と比較して心血管死する患者さんが10〜20倍と非常に多いこともあげられますが、これには心臓の血管の冠動脈が細くなる冠動脈狭窄の有病率が高いことが原因であると考えられます。

これまでにお話しした通り、透析に至る原因疾患の約6割は糖尿病や高血圧といった生活習慣に起因するものです。

人工透析を導入する段階で、腎臓の機能がかなり落ちているはずなので、時間をかけてゆっくりと動脈硬化が進んでいると考えて間違いありません。

腎臓の血管が悪ければ、心臓も含めたほかの臓器の血管が悪いのも、ある意味当然のことです。

透析患者さんの5〜6割は、透析を開始する段階で冠動脈狭窄を起こすと言われています。つまり、人工透析になった段階で、半分以上の人の血管が狭くなっているのです。

また、透析患者さんの死因の3分の1は心血管病変であることを考えれば、透析中の患者さんへの心臓のケアは、とても重要であると言えます。

人工透析の患者さんは、肺炎や感染症などにかかるリスクも高くなります。

ですから、透析を導入しなければならない状況に身を置かないことが、何よりも大切なことです。

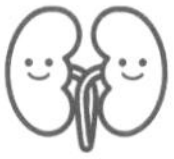

透析患者が心筋梗塞を起こすと、2年生存率は50％

とくに高齢の患者さんは生存率が低くなるため、心筋梗塞に注意が必要

2017年末の透析患者さんの死亡原因を見ると、第1位は心不全（24・0％）、第2位は感染症（21・1％）、第3位は悪性腫瘍（9・0％）、第4位は脳血管障害（6・0％）、第5位は心筋梗塞（3・8％）となっています。

１位の心不全と４位の脳血管障害、５位の心筋梗塞を合計すると33・８％に達し、透析患者さんの死亡原因の３分の１を心血管疾患が占めていることになるのです。

実際に透析患者さんが急性心筋梗塞を発症すると、発症１年後の心臓死は41％、２年後は52％、３年後は70％というデータもあります。通常は急性心筋梗塞の５年生存率が約80％とされていることを考えると、その予後は非常に悪いと言えるのではないでしょうか。

心臓が悪くなった時点で、腎臓も含めたすべての臓器が悪くなっているので、症状として表に出ているか、出ていないかの違いしかありません。

臨床の現場では、「蓋を開ける」という表現を使うことがあります。ある患者さんの血管が悪いことは間違いないけれども、蓋を開ければ治療をしなければなりません。それならば蓋を開けず、何もしないほうがいいのではないか、というケースもあるのです。

心臓の機能低下は透析開始後の生存年数と深く関わっているので、透析患者さんにとって心臓のケアは、平均寿命を延ばすためにとても重要なことと言えます。

とくに高齢の患者さんが心筋梗塞を起こすと、生存率は低くなります。高齢の人は若い人よりもすべての臓器が弱っているので、より注意が必要ということです。

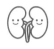

透析患者は心不全を起こしやすい分、寿命が短くなってしまう

心不全を合併した透析患者の5年生存率は12.5%

これまでにもお話しした通り、透析患者の死因の第1位は心不全で、全体の約4分の1を占めています。

透析患者さんは、透析をしていない患者さんと比較すると、心不全の原因となる構造的・機能的な心疾患を高い確率で合併するケースが多く、透析導入時に心臓の機能が正常な人は16%に過ぎないと言われているのです。

　また、透析患者さんは尿が出ないために、体内に水分が溜まりやすくなります。透析の合間の2日間で2kgほど体重が増えてしまうのですが、これは溢水《いっすい》という状態で、食べすぎというより、薬を服用する際に飲む水や、食事で摂取するお味噌汁といった水分を出せないために起こるものです。

　水分が出せなければむくみの原因になりますし、水が肺に溜まったり、心臓に負担がかかったりすることもあります。もっとも重要な臓器と言っていい心臓に負担がかかることで、寿命は短くなってしまいます。

　透析導入時の心疾患、尿を出せないことによる体内への水分滞留という2つの要素から、透析患者さんは年間7％の割合で心不全を発症するというデータもあります。

　心不全を合併した透析患者の5年生存率はわずか12・5％であり、一般的な心不全の5年生存率が50％と言われていることを考えると、極めて悪い数字であることがわかるでしょう。

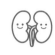

日本の透析はほぼ病院やクリニックで行うため、自分の時間がなくなる

3つある腎代替療法のうち、一般的なのは病院などで行う血液透析

腎臓が機能を失ったときの腎代替療法（腎臓の血液ろ過機能をほかの手段に置き換える療法）は、

・血液透析（全体の95％）
・腹膜透析（同4％）
・腎臓移植（同1％以下）

の3つです。

大半を占める一般的な血液透析治療は、病院やクリニックに通院し、1回4時間・週3日かけて行う必要があり、通院の時間も入れると、2日に1回は半日以上の時間を透析治療に費やすことになります。

しかも、透析中はベッドの上で過ごさなければならず、身体や行動の自由が著しく制限されてしまうのです。

腹膜透析にはデメリットがあり、広まっていない

制限を緩和するための方法の一つが、患者さん自身の腹膜を使って体内で血液をキレイにする「腹膜透析」です。

これは、お腹のなかに透析液を一定時間入れておくことで、腹膜を介して血液中の余分な水分や老廃物を透析液側に移動させ、その透析液を身体の外に出して血液をキレイにする治療法です。

透析液の交換は1日に4回程度で、患者さん自身や介護する人が自宅や職場で行うため、病院への通院は通常、月に1～2回で済みます。

ここだけ見ると、腹膜透析がもっと増えてもいいはずですが、増えない背景には

・腹膜が5～8年ほどで劣化して使えなくなること
・透析導入の4割を占める糖尿病患者さんの場合、感染のリスクがあること

といった理由があるのです。

血液透析は、透析施設での治療がもっとも現実的

なお、血液透析においても、生活の質を下げない取り組みはなされています。
たとえば、①オーバーナイト透析　②在宅血液透析といったものです。
①のオーバーナイト透析とは、透析施設で就寝中に透析を行うことです。つまり、週3日は透析施設に宿泊することになりますが、日中の生活制限が減ることがメリットでしょう。
②の在宅血液透析は、自宅でご自身で透析をするものであり、海外では比較的行われているものです。たしかに病院やクリニックへ行く手間は省けるのですが、準備から実施まで一人で実施する必要があるため、日本では透析患者のわずか0・002％（約700人）と、あまり普及に至っていません。
結果として透析施設での治療がもっとも現実的であると考えれば、透析導入によって自分の時間が大きく制限されると考えたほうがいいでしょう。

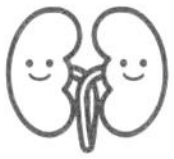

腎臓の機能を維持することは、本人にとっても国にとっても緊急の課題

社会保障費は透析患者だけで１兆６０００億円かかっている

２０１９年の医療費約40兆円のうち、約４％に相当する約１兆６０００億円超が、腎臓の代替療法である透析医療費となっています。透析療法を受けている患者さんは約34万人にも及び、なおかつ、年間で約４万人が新規に透析導入となっていて、年々増加傾向にあるのです。

人工透析は、一人あたり年間５００万円かかる高額医療であり、約34万人の治療のために、１兆５０００億円かかっている計算になります。

また、腎臓が弱って透析導入となる原因として一番多いのが、43％に及ぶ糖尿病であり、第3位の高血圧は15％を占めています。

つまり、糖尿病、高血圧といった生活習慣病に起因するものが約6割を占めており、裏を返せば生活習慣の是正をすることで、年間1万8000人の透析を回避できる計算となります。透析治療で1人年間500万円かかることを考えれば、900億円もの医療費を削減できるということです。

ところで、透析患者さんは身体障害者1級であり、薬代も含めて月に1万円程度と、患者さんご自身が負担する額はさほど大きくありません。

ただ、差分は公費で賄われ、その原資は税金であることを認識する必要があります。

2016年から実施「糖尿病性腎症重症化予防プログラム」とは

政府としても、高騰する医療費を是正するための方策を行っています。

具体的には、2016年から「糖尿病性腎症重症化予防プログラム」をスタートし、糖尿病性腎臓病による透析導入数を減らした都道府県や自治体へ「ご褒美」を支払う政策を打ち出しているのです。

これは、透析に至る最大の原因である糖尿病と、糖尿病によって引き起こされる糖尿病性腎症に対して早期に治療介入することで、透析導入とならないように悪化を予防し、透析による医療費を抑制しようとする施策です。

左の図は千葉県での啓蒙活動です。ほかにも、それぞれの都道府県が独自に政策を打ち出して、慢性腎臓病（ＣＫＤ）予防の啓蒙を行っています。

腎臓の機能を維持することは、ご自身にとっても、国にとっても、本当に喫緊の課題と言えることを、わかっていただければと思います。

千葉県の活動
（糖尿病性腎症重症化予防プログラム）

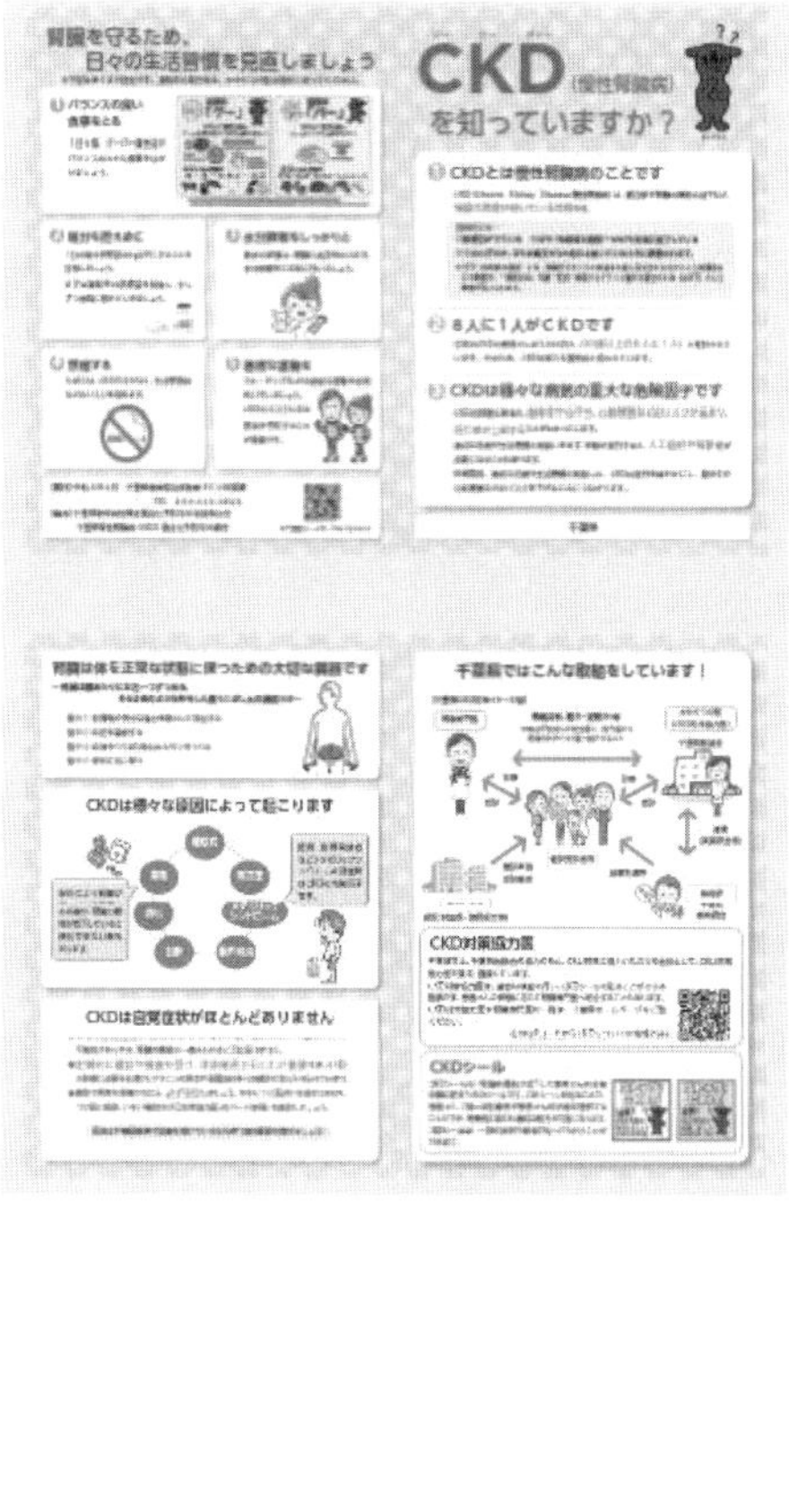

第2章

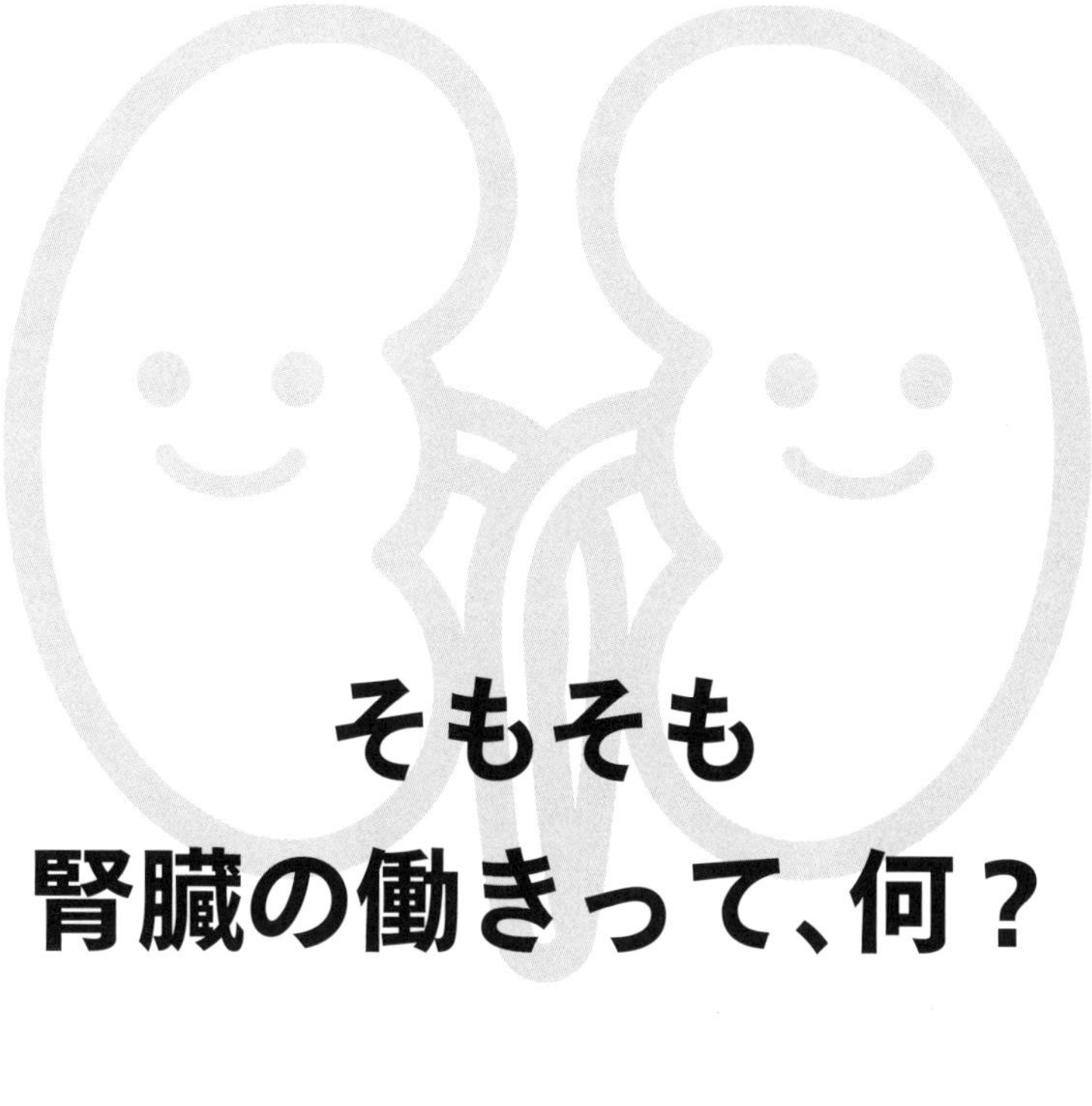

そもそも
腎臓の働きって、何？

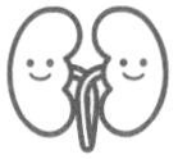

腎臓は身体に蓄積される毒素（老廃物）を体外に出す臓器

腎臓は、不純物をろ過して尿をつくる役目を果たしている

本章では、腎臓が体内でどのような働きをしているか、詳しくお話ししていきます。

腎臓は、おへその背中側にある、縦10㎝、幅5㎝、厚さ3㎝、重さ150gほどの、左右に一つずつあるソラマメのような形をした臓器です。

腎臓の主な働きは、老廃物や身体に溜まった毒素をろ過する膜で不純物をそぎ取り、尿をつくって体内を浄化することです。

コーヒーを淹れるときのフィルターの役割と言えば、想像しやすいでしょう。

ところが、腎臓が悪くなると、ろ過機能が働かなくなります。

フィルターが破れればコーヒーのなかに粉が混ざるように、不純物を取り除けなくなってしまうのです。

ろ過機能が発揮されないと、不純物は体内にとどまり病気を発症する

不純物のなかには、身体にとって毒素となるものがあります。

じつは、薬も毒素となり得る物質です。

たとえば、不要となった薬の成分は腎臓で濾しとられ、外に出ていきますが、出ていかなくなると、薬の成分が身体にずっと残ってしまい、蓄積されることに…。

これは、決して身体にいい状態ではありません。


また、本来は栄養素として用いられるカリウムや電解質の一部は、体内に多すぎても少なすぎてもいけないので、腎臓がバランスをとっています。

ところが、腎臓の機能が低下するとバランスが崩れ、体内に過剰に蓄積されて、病気になってしまうのです。

不純物は血液で運ばれ、腎臓で尿となって体外へ排泄される

ここで、腎臓でどのように尿がつくられるのかを見てみましょう。

図をご覧ください。

腎臓には、尿をつくる「ネフロン」と呼ばれる組織があり、左右の腎臓はそれぞれ約100万個のネフロンを持っていると言われています。

腎臓は大動脈から分岐した腎動脈とつながっていて、心臓から出た血液の1／4が腎臓を通るため、血流量は毎分1200㎖に及びます。

そして、腎臓に入った血液は、ネフロンの一部である「糸球体」という毛細血管の集まりで毒素がろ過されて、尿になります。

腎臓でつくられた尿は、「尿管」という管を通って膀胱へ送られ、溜まった尿は尿道を通って体外へ出ていくのです。

つまり、腎臓が正常に機能しなければ、身体に溜まった毒素を排出できません。腎臓が大切な役割を担っていることを、まずは認識しましょう。

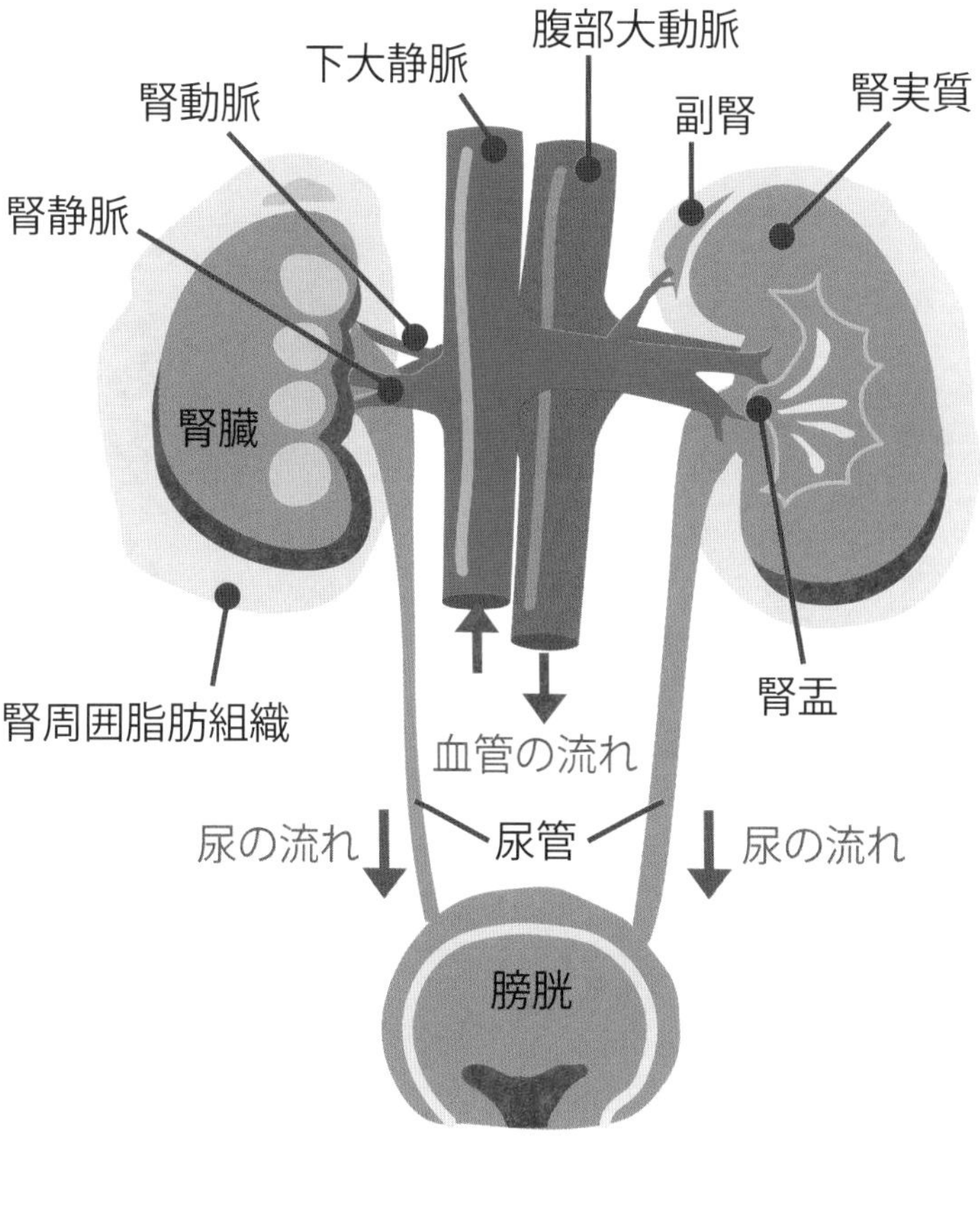
腹部大動脈
下大静脈
腎動脈
副腎
腎実質
腎静脈
腎臓
腎周囲脂肪組織
腎盂
血管の流れ
尿の流れ
尿管
尿の流れ
膀胱

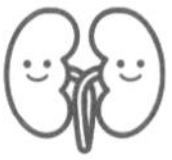

腎臓の7つの役割①
老廃物や不要なものを尿から排泄する

むくみの症状は、排泄機能に問題が生じている証拠

腎臓には、とてもたくさんの役割がありますが、そのなかで主要な役割を選ぶとすれば、7つあげられます。

最初にあげられる腎臓の代表的な働きは、老廃物をろ過し、尿として体外へ排泄すること。これがもっとも大切な役割であると言っていいでしょう。

ところで、排泄がどれほどのスピードで、どれほどの量で行われるべきなのかを数字で説明するのは、少々難しいことではあります。ただ、身体の機能が弱っていると、排泄がゆっくりと、荒くなることは間違いありません。

たとえば、心不全の症状などによって血圧が下がると、腎臓に運ばれる血液量が少なくなるため、尿をつくるパワーも落ちてしまうことがよく起こります。

腎臓の機能が低下して排泄が鈍くなったとしたら、それは腎臓だけの問題にとどまりません。ほかの臓器などに影響を及ぼすことが、大きな問題と言えます。

たとえば、身体にとって必要不可欠な水分も、多すぎれば毒となるため、余分な水分は老廃物として排泄しなければいけません。

この体内の水分量を調整するのも、腎臓の機能の一つです。

ところが、排泄が鈍くなると老廃物である余分な水分を外に出せず、身体がむくんでしまうことになります。

足がむくむ、息が上がるといった症状が出てきたら、腎臓の排出機能に問題が起きていると考えていいでしょう。

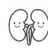

腎臓の７つの役割②体内の水分量の調整

腎臓は、水分の摂取量に応じて適切に尿量を調整する賢い臓器

人の身体から１日に出る尿の量は約１～２ℓですが、腎臓は流れてきた血液を浄化して、１日に約１５０ℓもの原尿（尿の元になるもの）をつくっています。

ただ、１５０ℓすべてが身体の外に出ては大変なので、原尿のなかでもまだ尿として出すには早いものは身体に再吸収され、１日に１～２ℓが尿として排泄されます。

人の身体は一定の水分で構成されており、その量は多すぎても少なすぎてもいけません。そのため、水分を摂りすぎれば尿量を増やし、水分摂取が少なければ尿量を減らす必要があるのですが、この水分量を調整しているのが腎臓なのです。

腎臓がいかに賢い機能を持っているか、わかっていただけたでしょうか。

腎臓が病気になると、むくみが生じることもある

体内の水分量を調整してくれている腎臓ですが、腎臓の病気にはさまざまなパターンがあり、その一つに「原尿を再吸収する機能」が狂ってしまうものがあります。

原尿を再吸収する機能が狂うと、身体に残っていてほしい水分が尿として排泄されてしまうため、非常に大変な状態になってしまうのです。

一方で、適切な水分が排泄されなくなるパターンもあります。

お話しした通り、原尿は１日１５０ℓつくられますが、これが１００ℓほどになってしまうと、排泄される尿の量も減ってしまいますよね。

本来は１日の排尿で１・５ℓ排泄されるところ、１ℓしか排泄されない場合、０・５ℓ分が体内に残ります。

これが、身体のむくみの原因になってしまうのです。

腎臓の機能を利用した薬の開発で、糖尿病を改善できる期待が高まった

一つ、明るいお話をしておきます。

それは、体内の糖分を尿として外に出す効果がある糖尿病の薬が、割と最近、開発されたことです。

水分と同じように、人の身体は一定の血糖値を維持しなければいけないため、尿として糖分が排泄されすぎないよう再吸収するしくみが、身体に組み込まれています。健康な人が、健診の尿検査で尿糖がマイナスになるのは、このしくみが働いているからです。

一方で、糖尿病は体内の糖が増えてしまう病気なので、糖分をどんどん排泄する必要があります。そこで効果を発揮するのが、新しい薬なのです。

この薬は、糖が尿として外に出ていくように、腎臓が持つ再吸収の機能をわざとブロックし、糖を排泄して血糖値をよくする働きをします。

腎機能の一部を戦略的に利用した薬が開発されたことは、患者さんはもちろん、治療をする側にとっても、非常にありがたい話と言えますね。

この薬については、第６章で詳しくお話しします。

腎臓の7つの役割③電解質の調整④pHの調整

電解質のなかでも、カリウムの調整はとくに重要

腎臓の３つ目の役割である「電解質の調整」と、４つ目の役割「pHの調整」についてお話しします。

腎臓は、ナトリウム、カルシウム、カリウム、リン、重炭酸イオンといった電解質の濃度や量を調整し、身体のなかのイオンバランスを一定に保つ働きをしています。

電解質のなかで比較的話題にあがることが多いのは、カリウムでしょう。

カリウムは、生野菜や果物に多く含まれている、血圧を下げてくれる電解質です。

ところが、腎臓が悪くなるとこのカリウムが体内に溜まり、心臓に負担がかかって、不整脈を引き起こすのです。

腎臓が正常に機能していれば、正常値の範囲が非常に狭い成分であっても、正常値にな

るようコントロールしてくれます。腎臓は、本当に賢い臓器なのです。

カリウムもリンも、正常値は低めになっていますが、腎臓の機能が狂ってしまうと老廃物として排泄されなくなり、基本的には高くなってしまいます（逆に、低くなりすぎることもあります）。

高くなると、余剰の電解質が発生する結果、高カリウム血症や高リン血症となり、さまざまな問題が起こります。

その一つが、身体が酸性に傾いてしまうことです。pHが7を切ると酸性であり、6・9になってしまうと命が危ない状態、6・8になると死に至ります。

腎機能が正常に働き、電解質を調整してくれることがいかに大切か、わかる話なのではないでしょうか。

腎臓が電解質を調整し、体内を弱アルカリ性に保っている

人の体液濃度は、基本的にpH7・3〜7・5の弱アルカリ性です。

念のためお伝えしておくと、pH7・0が中性で、それを超えたらアルカリ性、7・0を

切れば酸性であり、6・8になると死に至るのは、すでにお話しした通りです。

また、体内が弱アルカリ性に保たれているのは、腎臓が電解質・酸塩基の調整をしてくれているからです。弱アルカリ性の状態が維持できているからこそ、それぞれの機能が果たされているのです。

ちなみに、pHが7・2や7・1になってしまった場合、つまりアルカリ濃度が下がった場合でも、循環不全といって、すべての臓器でさまざまな機能低下が起きてしまいます。体液のアルカリ濃度を下げないよう、そして酸性に傾かないようにコントロールしているのが腎臓なのです。

本当にありがたい臓器だと思いませんか？

腎臓の7つの役割⑤血圧の調整

腎臓はさまざまなホルモンを出し、血圧をコントロールしている

腎臓の5つ目の役割は、「血圧の調整」です。

腎臓はさまざまなホルモンを出し、高くなりすぎないよう、低くなりすぎないように、血圧をコントロールしてくれています。でも、腎臓のパワーが落ちてくると血圧のコントロールが難しくなるため、乱高下してしまいます。

血圧が安定しない状態になると、身体にさまざまな症状が出てきます。

たとえば、血圧が高ければ頭痛の症状があらわれ、逆に何かの拍子でぐっと低くなると、ふらつきやめまい、立ちくらみ、身体のだるさといった低血圧の症状が出てくるのです。

わたしたち医療に携わる側は、患者さんの血圧が高ければ血圧を下げる薬を投入しますが、急に血圧が下がってしまうと、低くなった血圧がさらに下がってしまうため、投薬ができなくなります。

このように、血圧が乱高下する症状が出ている人は、薬のコントロールがとてもしにくいので、腎機能が悪い人の対応は本当に難しいのです。

腎機能の悪化によって、人工透析への道が近づいてしまう

腎機能の悪化によって起こる問題として多いのが、腎臓の血管が硬くなることです。腎臓の血管が硬くなってしまうと、血圧を調整する以前に、何をしてもまったく血圧が下がらないからです。

ここまでくると、多い人は血圧を下げる薬を４剤も服用しなければいけません。４剤でも下がらなければ、もはやお手上げであり、高血圧がさらに腎臓を悪くするため、人工透析へ一直線、となってしまいます。

たしかに人工透析によって、体内の水分を抜くことができるため、薬ではどうにもならなかった人でも、血圧を下げることができます。

ただ、何度もお伝えしている通り、人工透析は身体にも生活にも大きな負担をかける治療ですから、残念ではありますが、あまり好ましい治療方法とは言えません。

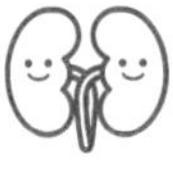

腎臓の7つの役割⑥
カルシウム・リンの代謝及びビタミンDの活性化

腎臓でつくられるホルモンが、身体の健康を保っている

腎臓の6つ目の役割である、「カルシウム・リンの代謝及びビタミンDの活性化」についてお話しします。

腎臓は、骨を司るカルシウムやリン、ビタミンといったホルモンやミネラルの体内バランスも調整してくれています。

ところが、慢性腎不全（CKD）になると、かならずと言っていいほどカルシウムの値は低くなり、リンの数値が高くなってしまうのです。

ところで、骨を丈夫にする「活性型ビタミンD」というホルモンがあることをご存じでしょうか？

ビタミンDは食品に含まれる栄養素であり、カルシウムの吸収のために不可欠といわれていますが、じつは活性型ビタミンDに変化しなければ働くことができません。

ビタミンDが活性型ビタミンDになるには、肝臓と腎臓の尿細管で酵素の働きを受ける必要があります。活性型ビタミンDが腸からのカルシウム吸収を促すことで、骨を丈夫にする働きができるようになるのです。

ですから、腎臓が悪くなるとビタミンDが活性型ビタミンDに変化できず、カルシウムの吸収が減ってしまい、結果としてカルシウム不足に陥ります。


リンは、本来はエネルギーの運搬を行ったり、細胞膜の構成成分になったり、カルシウムと結合して骨や歯を丈夫にする、身体には不可欠な物質です。

ところが、腎機能が低下して尿として排泄できなければ、体内に溜まってしまい、動脈硬化を引き起こします。

腎臓は、リンが溜まって動脈硬化を起こさないように調整する役割も果たしてくれているのです。

このように、腎臓でつくられるホルモンによって、わたしたちの身体は健康な状態に保つことができています。「そこまで働いてくれているとは知らなかった」と思った人も多いのではないでしょうか。

日光浴で、ビタミンDを活性化させよう

腎臓の働きで活性化されるビタミンDですが、ビタミンDを活性化させるために日光浴が有効であることは、あまり知られていません。

日光に含まれる紫外線には、あまりいいイメージがないかもしれません。

でも、ビタミンDは太陽の光を皮膚に当てることで、さらに活性化されるのです。

たしかに紫外線は皮膚がんの原因にもなるので、日光浴は皮膚に悪影響を与えない範囲で行うことが大切です。季節によって紫外線の強さは違うため、日光浴に適切な時間も変わってきますが、夏であれば15～30分を目安にすればいいでしょう。

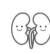

腎臓の７つの役割⑦造血機能

赤血球を育てるホルモンは、腎臓でつくられている

腎臓の役割の最後、７つ目は「造血機能」、つまり血液をつくる機能です。

血液の主成分である赤血球は、身体が必要とする酸素を体内の隅々まで運ぶ、トラックの役割をしています。そして腎臓は、その赤血球をつくるホルモンである「エリスロポエチン」を産生しているのです。

赤血球は、血液を製造する組織である骨髄でつくられるものですが、エリスロポエチンは骨髄に作用して、血液をつくる指示をする働きをします。

エリスロポエチンというホルモンがなければ赤血球は成長せず、血液がつくられないため、体内に酸素を運ぶトラックが少ない状態に陥ります。

腎機能が悪くなると、腎臓でつくられるエリスロポエチンの量が減少するため、十分な量の血液がつくられなくなり、貧血を起こしやすくなるのです。

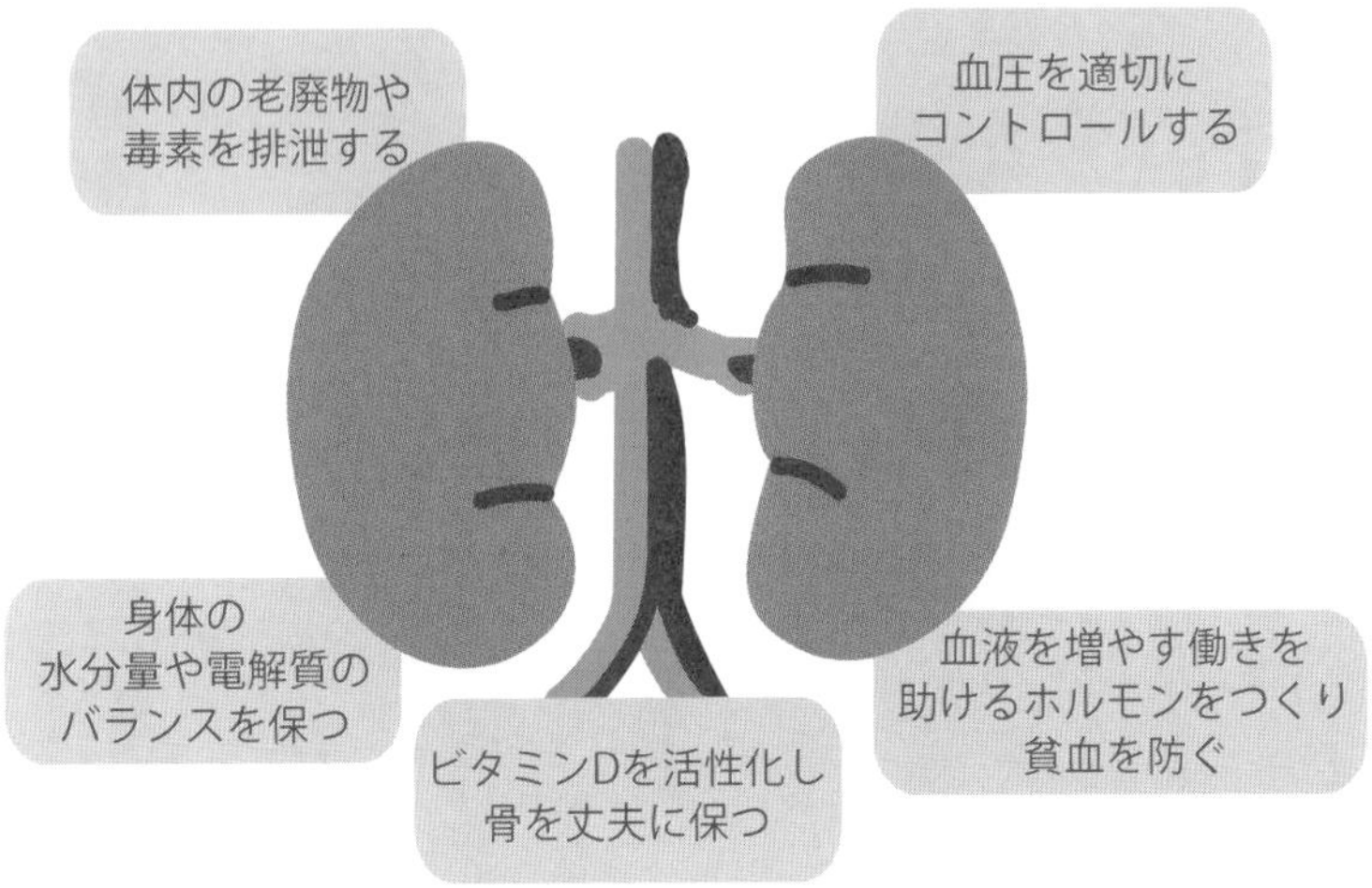
体内の老廃物や
毒素を排泄する
血圧を適切に
コントロールする
身体の
水分量や電解質の
バランスを保つ
ビタミンDを活性化し
骨を丈夫に保つ
血液を増やす働きを
助けるホルモンをつくり
貧血を防ぐ

つまり、腎臓の悪い人は貧血になる、ということです。

腎臓が果たしている役割の多さに、驚いた人も多いかもしれません。

いかに大切な臓器であるか、知っておいていただければと思います。

第3章

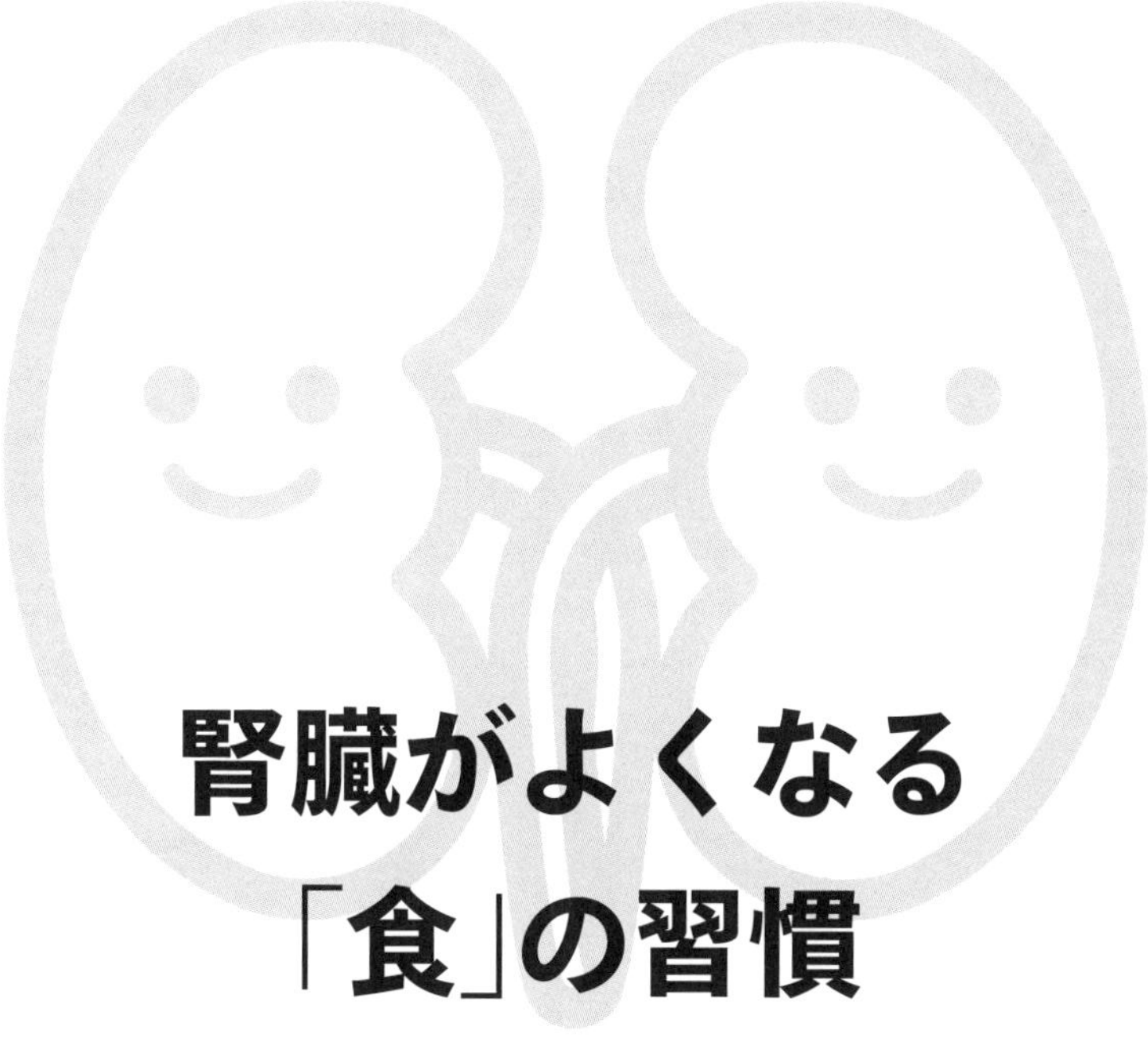

腎臓がよくなる「食」の習慣

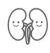

腎臓にいい食事の基本は、エネルギーをしっかり摂ること

腎臓病患者の食事療法は、「言うは易く、行うは難し」

ここまで、腎臓の病気の怖さや腎臓の大切な役割についてお話ししてきました。

本章と第4章、第5章では、腎臓をよくするための生活習慣について解説していきます。

図は、クリニックのホームページに載せている糖尿病腎症のステージ分類と生活習慣のポイントをまとめたものなので、ぜひ参考にしてください。


まず本章は、「食」の習慣です。

じつは、腎機能が悪い人の食事法ほど難しいものはありません。

慢性腎臓病（ＣＫＤ）のステージが進めば進むほど、食事療法による腎機能の改善が困難になります。

糖尿病腎症 ステージ分類

病期	尿蛋白(アルブミン)	食事総エネルギー(Kcal/Kg/日)	蛋白質(g/Kg/日)	食塩(g/日)	K(g/日)	運動	治療、食事、生活のポイント
第１期(腎症前期)	正常	25〜30	糖尿病食に準じる	制限せず(高血圧合併症時は7〜8g/日以下)	制限せず	原則として糖尿病の運動療法を行う	糖尿病を基本とし、血糖コントロールに努める／降圧治療／糖質管理／禁煙
第２期(早期腎症)	微量アルブミン尿	25〜30	1.0〜1.2	制限せず(高血圧合併症時は7〜8g/日以下)	制限せず	原則として糖尿病の運動療法を行う	糖尿病食を基本とし、血糖コントロールに努める／降圧治療／糖質管理／禁煙／たんぱく質の過剰 摂取は好ましくない
第３期(顕性腎症)	持続性蛋白尿	30〜35	0.8〜1.0	7〜8	制限せず	原則として運動可。ただし病態によりその程度を調整する／過激な運動は避ける	適切な血糖コントロール／降圧治療／糖質管理／禁煙／たんぱく質制限食
第４期(腎不全期)	持続性蛋白尿	30〜35	0.6〜0.8	5〜7	1.5	体力を維持する程度の運動は可	適切な血糖コントロール／降圧治療／糖質管理／禁煙／たんぱく質制限食／貧血治療
第５期(透析療法)	透析療法中	35〜40	1.0〜1.2	7〜8	1.5	原則として軽運動 過激な運動は不可	適切な血糖コントロール／降圧治療／糖質管理／禁煙／透析療法または腎移植／水分制限(血液透析患者の場合、最大透析間隔日の体重増加を6%未満とする)

https://beppu-clinic.com/diabetes-consul/risk.htmlより

なぜ難しいのかというと、慢性腎臓病になった場合の対応が一つではないからです。病気の人に対する栄養指導において気をつけるべき点は、通常は1対1です。つまり、高血圧の人には塩分制限、脂質異常がある人はコレステロール対策、血糖値が高い人なら糖質制限の指導を行うことが基本となります。

ところが、慢性腎臓病のステージが進むにつれて、気をつけなければいけないことが増えていきます。リンやカリウムを調整するための蛋白質管理、水分を摂りすぎないための水分管理、貧血にならないための鉄分摂取、というように、管理や制限が必要なことがどんどん増えていくのです。

これらを満たす食事療法を実現するのは、本当に難しいことです。

医師として正直に言えば、すべての条件を満たすことは現実的ではないと思いながらも、できるだけ実現しやすいように患者さんに説明しているのが実情です。

何が大切かと聞かれれば、いかに慢性腎臓病にならないようにするか、なってしまったときにはいかに悪化させないように取り組むか、ということなのです。

制限が多すぎて守れないときは、一番大事な制限を選択して実行しよう

慢性腎臓病になる患者さんの半分近くは糖尿病であり、血糖値が悪くなると動脈硬化が進むので、血糖値管理のための炭水化物制限をしなければいけなくなります。実際に慢性腎臓病の症状が出てくると、血圧のコントロールが難しくなるため、塩分管理も必要です。さらに、動脈硬化をきたさないようにするため、コレステロールの管理も必要になってきます。

さらに、腎機能のステージが悪くなると、リンやカリウムといった電解質のバランスも悪くなるので、電解質をつくり出す蛋白質を摂りすぎないように注意しなければなりません。

体内に水分も溜まるため、水分の摂りすぎも禁物です。赤血球があまりつくられないために貧血になる可能性があるので、鉄分を多く摂る必要もあります。

いかがでしょうか？

制限の多さに驚いた人も、多いのではないでしょうか。実際、

「何を食べればいいのですか？」

と聞かれることも少なくありません。

腎臓病患者さんへの食事指導は、本当に難しいのです。

すべてを制限するのが難しい場合は、一番大切な制限を選択してそこに注力し、適切な量を摂ってはいかがでしょうか。わたしは患者さんに対して、

「あなたの身体に見合ったカロリーを摂るようにしてくださいね」

と伝えています。

悪化してしまった場合、回復はほぼ望めず、食事制限が一生ついてくる

残念ですが、慢性腎臓病が悪くなってしまった場合、劇的に改善することはありません。

急性腎臓病のように一時的に腎臓が悪くなっただけなら、改善が期待できますが、患者さんのほとんどが慢性的な腎疾患です。

徐々に悪くなっていったからと言って、徐々によくなるとは考えにくいのです。

食事をいくら調整しても、驚くほどの改善をすることは難しく、現状維持、もしくは悪くなるペースをなだらかにすることを目指すしかありません。

つまり、一生食事制限がついてまわる覚悟をする必要がある、ということです。

腎機能が悪い人の治療は、食事と運動が土台です。

これらの制限が解除されることは、ほとんどありません。

食べたいときに食べたいものを、好きなだけ食べる自由が利かなくなってしまいます。

ただ、ここまで理解していても、食事制限を続けるのは非常に難しいものです。

一度無茶な食事をして症状が悪化するわけではない一方で、一度完璧な食事をして症状が回復することもありません。

長期的に影響が出てくるものなので、大切なのは日々の積み重ねです。

日頃の生活習慣が、ボディブローのように影響してくることを知っておいてくださいね。

適正なカロリー摂取は、筋肉を削らないためにも非常に重要なこと

ここで、カロリーの話をしておきましょう。

1日に必要なカロリー摂取量は、次の項でお話しするとして、カロリーの摂りすぎは肥満を招き、さまざまな生活習慣病につながります。

一方で、エネルギーが不足すると、身体は筋肉を削ってエネルギーをつくり出そうとする（異化亢進）ため、腎臓に負担がかかってしまうのです。

とくに腎臓病が進み、蛋白質制限が必要となったときには、身体のエネルギーを十分に確保しておくことが大切です。

異化亢進が進むと身体のバランスが崩れるだけではなく、エネルギーを産生するときに生成される「血清尿素窒素（ＢＵＮ）」と呼ばれる老廃物が、腎臓に負担をかけてしまうのです。

肥満になるほどのカロリー摂取はもちろんＮＧですが、適正な量のエネルギーを摂ることも、非常に重要だと言えるでしょう。

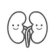

身体活動量によって必要なエネルギー量は異なる

自分にとって必要なエネルギー量を把握しよう

当然ながら、身体の小さい人と大きい人、デスクワークの人とトラックで荷物を運んでいる人とでは、必要とするカロリーが異なります。女性と男性、筋肉の多い人と少ない人とでも、必要なカロリー量はまったく違うのです。

標準体重の求め方

標準体重(kg)＝身長(m)×22・・・BMI

※わが国ではBMIが22kg/m2で有病率が最小になることから、これに相当する体重を理想体重として算出します。

身体活動量の目安

軽労作	デスクワークが中心・主婦など	25〜30 Kcal
普通の老作	立ち仕事が多い職業	30〜35 Kcal
重い老作	力仕事の多い職業	35 Kcal〜

(例) 身長170cm 軽老作の場合　身体活動量28Kcal/kgとすると

1.7(m) × 1.7(m) ×22＝63.6kg (標準体重)
63.6kg (標準体重) ×22(Kcal)＝1781 Kcal
エネルギー摂取量 約1800 Kcalとなります。

ただ、臨床の場では、おおよその目安として体重1kgあたり25〜35kcalを設定しており、わたしも患者のみなさんに、必要なエネルギーをきちんと摂るよう指導しています。

たとえば身長170cmの人は、標準体重が63・6kgでデスクワーク中心の場合、身体活動量を28kcal／kgとすると、63・6kg×28＝1781kcalとなり、エネルギー摂取量は約1800kcalとなります（図を参照）。

三大栄養素と言われる蛋白質、脂質、炭水化物は、身体が活動するために必要な、エンジンの原材料のような存在です。

もしカロリーがしっかりと摂れていなければ、三大栄養素をきちんと代謝することができません。三大栄養素は十分なカロリーがあってはじめて本来の働き方をするものであり、エネルギー不足はどの状況でもよくありません。

実際、よく動いている人は、カロリー摂取が少なければ問題になりますし、あまり動かない人が大量にカロリーを摂ることも、よくないとされています。

ダイエットをしている人が過度にカロリー制限をしてしまうこともありますが、それはもちろん望ましいことではありません。

カロリーにも適切な摂取量があることを、ぜひ知っておいてくださいね。

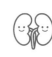

腎臓を守る万能な食材はない。偏らないように食べることが大切

厚生労働省推奨の摂取目標量は、炭水化物50％、蛋白質20％、脂質30％

テレビ番組などで、「○○を食べれば腎臓がよくなる」といった情報があふれていますが、残念ながらどの病気に対しても、「これさえ食べれば健康になれる！」という万能な食材はありません。

厚生労働省からは、炭水化物は50％、蛋白質は20％、脂質30％程度というように、推奨される摂取目標量が提示されています。もちろんこの基準は、万人に合うわけではありませんが、大多数の人に合うようにつくられています。

ですから、これを基準にしながら、たとえば血糖値が高い人なら炭水化物を40％や35％にとどめるといった取り組みをしたほうがいいのです。

ただ、炭水化物を10％まで下げてしまうとさまざまな弊害が出てくるので、わたしはそのような指導をしていません。血糖値だけをよくするのならいいのですが、その分蛋白質や脂質の比重が大きく増えるからです。

蛋白質の摂りすぎによるなれの果ては、リンの増加による高リン血症です。高リン血症を放置すると、動脈硬化が急速に進むことになるので、極端なことをしても何かを失うことになってしまいます。

だからこそ、バランスのいい食事が必要なのです。

先ほどお伝えした通り、腎臓の食事の摂り方はとても難しいため、残念ながら、絶対にこれを摂ったほうがいい、と言えるものはまだありません。

身体に必要な食事をバランスよく摂ろう

3食の食事をバランスよく適量食べることがもっとも大切と言えます。

とくに日本人の食事は、意識をしなければ炭水化物（お米、パスタ、ラーメン、うどんなど）に偏りがちなので、炭水化物の量を調整することが第一です。

年齢、体格（身長・体重）、活動量、基礎疾患によって変える必要はありますが、厚生労働省が推奨する摂取目標量を一つの目安にして取り組みつつ、次のことに留意しましょう。

【よくないもの】

・ファストフード、ラーメン、うどん、中華は炭水化物が多く、また塩分も多いことから避ける、もしくは減らす

・味のついた飲み物（清涼飲料水、砂糖入りコーヒーなど）を避ける

・菓子パンやお菓子を減らす

・ハム、ベーコン、ソーセージといった加工食品、インスタント食品は摂らない

・揚げ物はできるだけ摂らない

【よいもの】

・緑黄色野菜を増やす

・海草、きのこ、こんにゃくを増やす

・納豆、豆腐、卵などの蛋白質を増やす

これらは、心臓や血管によくないもの／よいものとまったく同じであることを知っておいてくださいね。

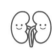

減塩はとくに重要！　できれば1日6g以下に

加工食品には塩分が多く、外食は塩分過剰になりやすい

糖尿、高血圧、脂質、尿酸は、腎機能を悪化させる因子です。

とくに高血圧は、もっとも腎臓への影響が大きいと言われているため、塩分を減らすことが基本の考え方になります。


2013年に日本食がユネスコ無形文化遺産に登録され、健康食として取り上げられることが多くなりました。

ただ、日本人の食塩摂取量はかなり多いことを、ご存じでしょうか？

令和元年に行われた国民健康・栄養調査の結果によると、日本人の塩分摂取量は1日約10gでした。約20年前の平成7年は1日約14gだったので、20年間で約4gの減塩が進んだことになりますが、腎臓を守るにはさらなる減塩が必要です。

塩分摂取量が多いと、体内で余った塩分を腎臓で処理しきれなくなり、余分な塩分が体内に蓄積されます。そうすると血液の浸透圧が高くなり、脳が塩分濃度を薄めようとして「水を飲みなさい」と指令を出します。

水を飲むことで体内を流れる血液の量が多くなり、血管に圧がかかって血圧が高くなるのです。

高血圧は腎臓にいい影響を与えないので、負のスパイラルに陥ることがわかっていただけるのではないでしょうか。


医師によっては「塩分は1日5g以下」と言う人もいますが、わたしは6g以下を目指すように患者さんへお伝えしています。

ちなみに当院へ通う高血圧の患者さんの塩分摂取量は、1日平均12~13gです。外食の多い人は、15g近く摂取していることも少なくありません。


実際のところ、1日平均6gでも相当厳しい基準であり、実行するためには高度なレベルの管理が求められます。

1日6g以下を目指すには、1食あたり2g程度に抑えなければいけませんが、食パン1枚に1g、お味噌汁1杯にも1gの塩分が入っています。

カップラーメンをスープまで飲み干せば8～9g、カレーライスは10gです。

この数値だけ見ても、1食2g以内に抑えることがどれだけ難しいのか、容易に想像できるのではないでしょうか。

加工食品や惣菜は、塩分量が多い

加工食品にはリンが多く含まれていますが、腐りにくくするため、そして素材のおいしさを引き出すために、塩分もかなり多く使われています。

過去の著作『心臓にいいこと』でも、簡単で安く、すぐに食べられる加工食品には裏があることをお伝えしましたが、腎臓を健康に保つために注意が必要な食材でもあります。ぜひ、加工食品は控えるように心がけましょう。

なお、冷凍食品やコンビニやスーパーで売っているお惣菜にも、塩分が多く含まれているので、わたしはかならず裏面を見て、塩分がどれほど入っているのか確認するようにしています。

ちなみにコンビニの惣菜なら、1～2gはかならず入っていると考えて間違いありません。三角おにぎりにも、1～1・2gほど含まれています。

ですから、コンビニのおにぎりを2～3個食べて、パンも一緒に食べれば、計り知れないほど多くの塩分を摂っていることを自覚したほうがいいでしょう。

塩分量は食品成分表示でかならず確認しよう

減塩のポイントは、主食がパンや麺類に偏らないこと。麺にも塩分が入っているため、ラーメンやうどん、蕎麦の汁を飲めば、塩分の上乗せになってしまいます。

麺類を食べるときは、できるだけスープを飲まないようにしましょう。

漬物や汁物を減らすことも、減塩につながります。

そして定食は、1人前で4～5gの塩分が含まれることが多いため、外食時は味噌汁を半分にする、漬物は控える、かけ醤油やソースを減らす、といった工夫をすることで、減塩することができます。

なお、味に物足りなさを感じたときは、七味や山椒、生姜、わさび、からしといった香辛料、酢やレモンといった酸味で味を足すことをおすすめします。

これらは、それほど腎臓に支障をきたさないからです。

最大の減塩法は、食品にどの程度の塩分が含まれているのか、その都度確認する習慣をつけることです。わたしたちが普段よく食べる食品の塩分量は、すでにお伝えしましたので、ぜひ覚えておきましょう。

また、食品成分表示にはかならず「塩分相当量」の記載があります。購入するとき、食品成分表示を確認する習慣をつけることから始めてみませんか。

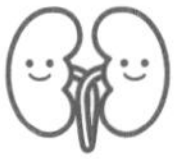

外食は蛋白質にも注意

気をつけるべき食べ物

蛋白質は身体に必要な成分であり、長生きする人はしっかり蛋白質を摂っていますが、若い人は蛋白質を摂りすぎる傾向があるため、バランスを考えなければいけません。

外食には揚げ物や肉料理、麺類などの脂質を多く含むメニュー、牛丼やパスタのように炭水化物を多く含むメニューがたくさんあります。また、外食は味付けが濃くて塩分量も相当なものなので、外食をすると脂質と炭水化物と塩分が過剰になりやすいのです。

さらに、主菜となる肉、魚料理、刺身、焼き魚、ローストビーフ、茶碗蒸しなどの卵料理にも含まれる多くの蛋白質を摂取することになってしまいます。

腎機能が悪くなければ、蛋白質を多く摂ることが問題になるケースはほとんどありません。ただ、基本的には三大栄養素をバランスよく摂ることが大切であり、外食が多くなるとバランスが崩れる可能性が高くなるのです。

前述した通り、蛋白質にはリンが多く含まれているため、摂りすぎには注意が必要と言えます。

魚料理は毎日摂っていい食材

わたしが患者さんに伝えている「摂りすぎない目安」は、「体重が増えないような食べ方」です。

食事制限を完璧に行おうと思っても簡単にできることではないので、あれこれ伝えても難しすぎる内容になってしまいます。ですから、

「体重維持ができる、節制した食べ方をしてくださいね」
と伝えているのです。

外食はおいしい分、裏があります。塩分をはじめ、いろいろなものが多く含まれているので、外食の頻度は考えてもらいたいところです。

外食できちんとしたものを摂ろうと思えば、手間がかかる分安価で提供されることはほとんどなく、外食で常に身体にいい食べ物を摂るのは現実的ではありません。

ですから、できるだけ外食の回数を減らすことをおすすめします。

なお、心臓や動脈硬化の観点から言うと、魚料理にはＥＰＡ（エイコサペンタエン酸）やＤＨＡ（ドコサヘキサエン酸）が含まれているので、毎日摂ってもいい食材です。

ぜひ、積極的に摂取するようにしましょう。

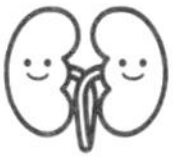

蛋白質は、アミノ酸スコアの高いものを

必須アミノ酸は、食事でしか摂ることができない

蛋白質は、20種類のアミノ酸からつくられており、すべてが揃わなければ、蛋白質は合成されません。

そして、アミノ酸は体内で合成できない9種類の必須アミノ酸と合成できる非必須アミノ酸（11種類）の2つに分類されますが、体内で合成できない必須アミノ酸は、食事で摂る必要があるのです。

必須アミノ酸の一つである「トリプトファン」は、「しあわせホルモン」と呼ばれるセロトニンの原料です。トリプトファンが不足すると精神が不安定となり、元気がなくなってしまいます。

ですから、身体のなかではつくられない大事な成分である必須アミノ酸を、食事で摂っていかなければいけません。

食品	スコア	食品	スコア
豚肉(ロース)	100	精白米	61
あじ(生)	100	じゃがいも	73
鶏卵	100	キャベツ	53
牛乳	100	トマト	51
大豆	100	りんご	56

なお、上の表は必須アミノ酸の含有率を数値化した指標であり、「アミノ酸スコア」と呼ばれるものです。

アミノ酸スコアが100に近ければ近いほど、理想的な食材と言えるでしょう。

長寿に必要なのは蛋白質の摂取

アミノ酸スコアを使うことで、必須アミノ酸を多く含む食品がわかり、効率的に摂取することができるようになります。

アミノ酸スコアの高い食品は、肉、魚、卵、大豆、乳製品です。

とくに肉や魚といった動物性蛋白質には多く含まれていて、ビタミンや鉄などのミネラルも豊富に含まれているため、優先して摂取すべき食品です。

１００歳以上の百寿者がもっとも多く摂っている栄養素が蛋白質であることを、ご存じでしょうか？

長生きをするには、蛋白質を摂ることが重要なのです。

大豆や豆腐は、昔から身体にいいといわれていますが、アミノ酸スコアを見ればその理由がよくわかります。大豆や卵で、必須アミノ酸が効果的に摂取できるのです。

あまり摂りすぎてもいけませんが、できるだけ意識して摂るよう心がけましょう。

牛乳についてはさまざまな意見があり、医者のなかでも肯定派と否定派がいるので、気になる人はほかの食品から蛋白質を摂取してください。

身体に合う人なら飲めばいいですし、合わなければ無理をする必要はありません。

なお、牛乳を摂取する場合には、成分無調整のものを選んだほうがいいでしょう。

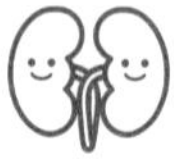

「水を毎日2ℓ飲む！」は間違い

腎機能が低下すると水分制限が必要になってくる

成人が1日に必要とする水分摂取量は、体重1kgあたり0・5ℓといわれているので、体重が50kgの人は2・5ℓ、70kgであれば3・5ℓとなります。

この必要な水分量を摂取する方法は、次の3つです。

①体内で代謝により生成される水分（約0・3〜0・5ℓ）
②食事から摂取する水分（約1・0〜1・2ℓ）
③直接口から摂取する水分

①と②で約1・3〜1・7ℓになるため、③の直接口から摂取する水分量は、必要な水分量の約半分、つまり1・0〜2・0ℓほどになります。

もちろん、汗の多い・少ないによって必要とする水分量は異なりますし、夏と冬でも異

成人の１日の摂取水分の内訳

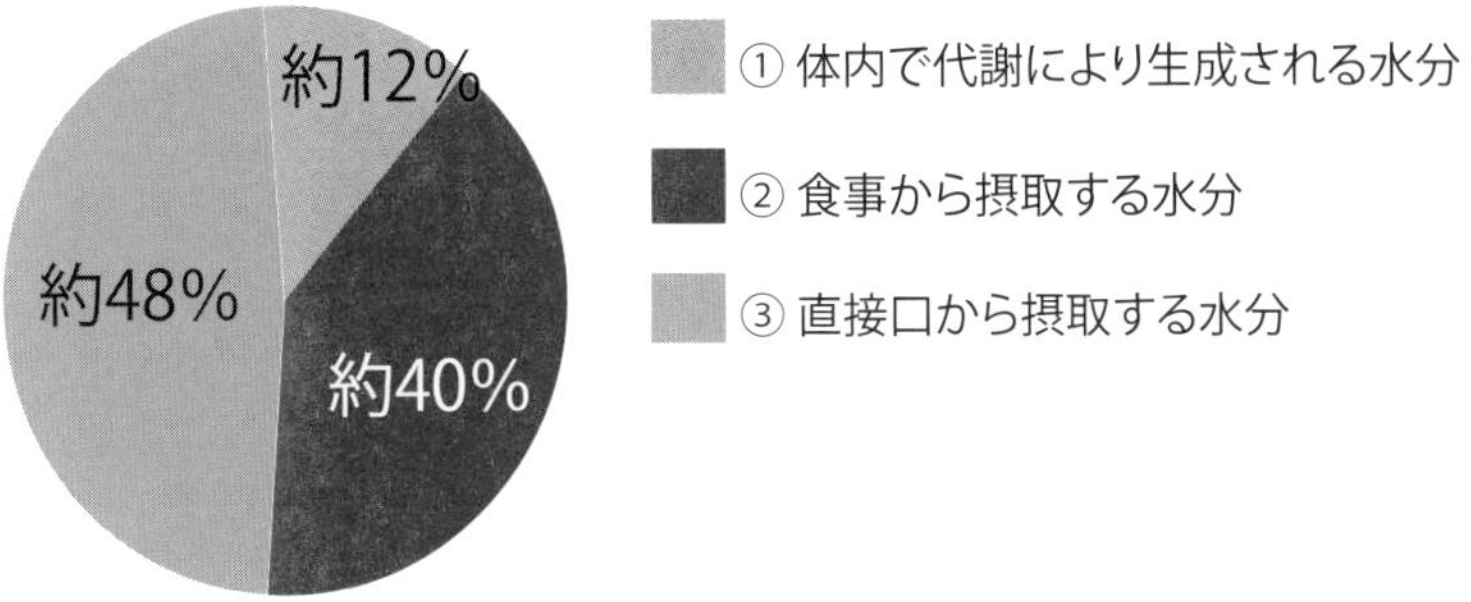

なるため、一概に1日2ℓの水を飲むようにおすすめするのは、少々乱暴ではないでしょうか。

必要な水分量は、人によって異なる

体内の水分を調整しているのは、もちろん腎臓です。腎臓は尿をつくり、身体に溜まった水分を外へ排泄してくれています。

腎機能が低下すると尿の産生能力が下がり、体外に出せる水分も少なくなるため、水分が身体に溜まって、体重が増える原因に…。腎機能が悪くなっている人は、水分摂取量を控えめにする必要があるのです。

まだ若くて腎臓に問題がなく、元気な人であれば、飲んだ水分が2ℓでも3ℓでも、外に排泄できるでしょう。ところが、年をとると腎臓のパワーが落ちる人が多く、若い人と同じようにガブガブ飲んでしまうと、むくみの原因になってしまいます。

必要な水分量は、男女でも、年齢や身体の動かし方によっても異なります。

スポーツに取り組んでいる若い人が1日2ℓ摂ることと、家にずっと閉じこもり、あまり動かない年配の人が1日2ℓを摂るのとでは、まったく意味が変わってくるのです。

テレビの情報は鵜呑みにしない

テレビの影響はとても大きく、「水を飲めば健康になる」と番組で言われると、実直に実践してしまう人がとても多く見られます。

テレビで放送されていた内容を鵜呑みにしている人に
「水分を少し減らしてくださいね」

といくら説明しても、必要以上に水を摂ってしまう人がいなくなることはありません。その結果、いつまでもむくみがとれにくくなるのです。

足がむくむだけでなく、肺のまわりにも水が溜まるようになってくると、心臓が弱い人の場合、やがて呼吸すらできなくなってしまうこともあります。

医師として言わせてもらえば、**腎臓や心臓の悪い人にとって、水分は毒でしかありませ**

ん。水を摂らないように伝えることも多く、水分の摂り方を理解していただくことは、本当に難しいと感じています。

毎日体重を測り、自分の適切な水分量を知ろう

では、自分にとって適切な水分量をどのように測ればいいのでしょうか？

それは、**1日の尿の量＋α**を見ることです。

「＋α」というのは、不感蒸泄《ふかんじょうせつ》（人が感じることなく皮膚や粘膜、吐き出す息から蒸発する水分）や有感蒸泄《ゆうかんじょうせつ》（汗の量）を差しています。

でも、これらのものを計測することは、現実的ではありません。

ですから、患者さんには**体重**を常にチェックするよう伝えています。

水分摂取量が多い人は体重が上がっていくので、体重が増える傾向が見えたときは水分を摂りすぎている可能性があります。もちろん、食べすぎて体重が増える場合もあるので、バランスを見ながら可能性を見極めなければいけません。

水分の摂りすぎで体重が増えている場合、足がむくむといった兆候があらわれます。一番確認しやすい方法は、**毎日同じ時間に、同じ服装で体重を測る**ことです。

前述した通り、水分以上に控える必要があるのは、塩分です。

なぜなら、塩分を摂ることで身体に水分を溜める機能が働いてしまうからです。

排尿は1日4～6回、夜間は0～1回が適切

排尿は、1日あたり4～6回が適切であると言われています。

夜間であれば、0～1回までが適切な回数でしょう。いつも夜中に排尿で起きてしまうとしたら、水分の摂りすぎかもしれません。

日中に水分を摂りすぎると、消化吸収されて尿になって出てくるまでに時間がかかるため、尿の出るタイミングがちょうど寝ている間にぶつかってしまうことも…。

夜にアルコールを飲む習慣がある人は、飲んでそのまま寝てしまい、夜中にトイレで起きてしまうこともあります。

尿の量は、このように水の摂り方からかならずチェックしましょう。

これも一つの目安になるので、かならずチェックすべきポイントと言えます。

年をとると頻尿になる

尿に関わることなのでお話ししますが、中年以降の男性に多い前立腺肥大になると、膀胱の能力と尿の蛇口に当たる前立腺にバランスの乱れが生じ、尿をたくさん溜められなくなってしまいます。そして、「頻尿」になってしまうのですが、この場合、１回あたりに排出する尿の量は多くありません。

若い人なら、膀胱に尿を１～２ℓ溜めることができ、２ℓに近づくと尿意を感じて、溜まった尿を一気に放出します。

ところが、高齢の人の場合、０・５ℓほどしか溜まっていない段階で尿意を感じ、トイレに行くことになるのですが、１回あたり３００ccほどしか出ないことがあります。溜まったすべての尿を出しきれず、２００ccほどが膀胱に残り、次に尿が３００ccほどつくられたとき、また５００cc程度で強い尿意を感じて３００ccを出す。

この繰り返しになってしまうのです。

この頻尿も、老化現象の一つと言っていいでしょう。

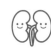

量は「手ばかり栄養法」で決めよう

手の平に食材を乗せることで、適切な大きさが簡単にわかる

腎臓に配慮した食事をするには、蛋白質の量を調整することが重要であり、その目安は「**標準体重×1g**」といわれています。

これを厳密に行うためには、「腎臓病食品交換表」というものを使い、食材を計量する必要がありますが、患者さんは「何g」と言われても、なかなかわからないので、現実的には難しいでしょう。

そこでおすすめしたいのが、手の平を使う簡易的な方法である「手ばかり栄養法」です。手ばかり栄養法は、いまや栄養指導の世界においては有名な指導法であり、多くの栄養指導の先生も取り入れています。

この方法によれば、「自分の手の平に載せられる程度が適切な量」とのことです。蛋白質の制限がない人は、1食あたり、片方の手の平に載る量を目安にしてください。

蛋白質制限が必要と言われた人は、「標準体重×0・8g」が目安なので、ご自身の手の

簡単♪手ばかり栄養法 ～たんぱく質編～

両手の平に載る量が、１日に摂取するたんぱく質の目安です

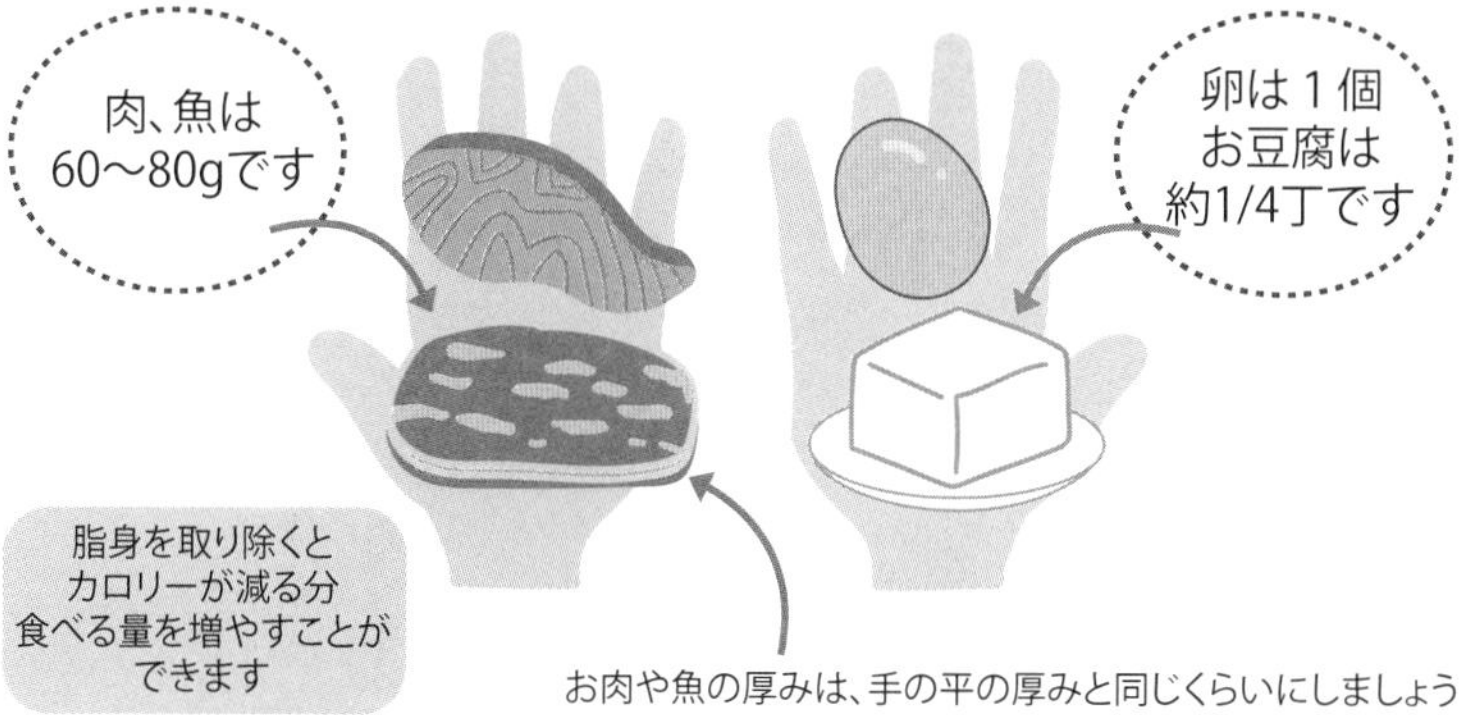
肉、魚は
60～80gです
卵は１個
お豆腐は
約1/4丁です
脂身を取り除くと
カロリーが減る分
食べる量を増やすことが
できます
お肉や魚の厚みは、手の平の厚みと同じくらいにしましょう

https://twitter.com/karadadeli/status/1508761578379698182より

平の３分の２程度を目安にしましょう。

いかがですか？「思ったよりも少ない…」と感じられるのではないでしょうか。

「手ばかり栄養法」のおかげで摂取量のコントロールが可能に

わたし自身も、臨床の現場でもっとも難しいのは蛋白質のコントロールなのではないか、と感じています。なぜなら、実際に行うことが非常に難しいものだからです。

１日に食べられる蛋白質（肉・魚・卵・大豆製品など）の目安は両手に載るくらい、１食では片方の手の平くらい。イラストでわかるように、食材を積み上げるわけではないため、本当に少しの量です。

「この量で足りるのかな？」

と思ってしまうかもしれませんね。でも、腎臓が悪い人は蛋白質を制限しなければいけないため、この量しか摂れないのです。

「手ばかり栄養法」のおかげで蛋白質の摂取量がイメージしやすくなり、コントロールしやすくなった人も増えています。

ただ、腎臓病の食事調整は食事療法のなかでもっとも難しいので、慢性腎臓病（CKD）と診断されている人は、定期的に医療機関で管理栄養士の指導を受けることをおすすめしています。

若い人の痛風は、食べすぎが原因

腎臓が悪くなるのは、もちろん高齢の人だけではありません。

毎日いい食事をたくさん食べたり、コース料理を頻繁に食べたりしていると、30代でも痛風になってしまいます。

痛風は、もちろん腎臓と関係があります。腎臓が悪くなると、原因となる物質を外に出せなくなるため、痛風になってしまうのです。

ただ、若い人の痛風は、腎機能の低下が原因とは言い切れないことが多くなっています。若い人の腎臓は排泄する能力が高いのですが、いくらパワーのある若い腎臓であっても、処理しきれないほど痛風の原因となる食事を摂っていれば、痛風になってしまいます。

痛風の原因となる典型的なものは、プリン体を多く含むアルコールや肉類です。そして、よく見落とされがちなのですが、糖質も尿酸値を上げる原因の一つになっています。つまり、おいしいものを摂ることも要因ではありますが、それ以上に「食べすぎ」が原因なのです。

ご紹介した「手ばかり栄養法」でわかるように、「手の平に載る程度」という視点で見ると、毎日食べすぎて食事を摂りすぎているな、と気づく人も多いのではないでしょうか。

もっとも、この「手ばかり栄養法」で目安とされる量は、ある程度腎臓が悪くなった人に向けたものなので、元気な人にとっては少ないと感じるのは当然でしょう。

サプリメントではなく、食事でコントロールしよう

腎臓が悪い人は、ほぼすべての栄養素を制限しなければならず、食べすぎはもってのほか、と言えます。

ただ、生活するためにはカロリーの摂取も必要なので、「どうすればいいの？」と悩んでしまう人も多いでしょう。それほど大変なことなのです。カロリーをサプリメントで補うこともできますが、値段が高いので、誰もが継続できる手段ではありませんね。

いくら身体のためとはいえ、毎日淡々と決められた食事を続けられる人は、決して多くはないでしょう。

ある程度の食生活の乱れは、当たり前のようにあるのではないでしょうか。

もっとも、体重が大幅に増えるような食べ方をしたら、翌日から数日はまったく食事をしない、という方法もよくありません。

腎臓が悪くなりきっていない人が食べすぎたのであれば、その翌日から数日かけて食事の量を減らす形で調整するのがいいでしょう。

そのためにも、毎日体重を測ってください。

そして、体重が増えていたら、その日は調整に取り組みましょう。

毎日体重を測ることは、腎臓が悪い人だけではなく、心臓が悪い人にもおすすめの方法です。ぜひ、日々の調整を始めてみませんか？

ダイエットして痩せても、体重の増減があった事実は体内に残っている

ダイエットで急激な体重の増減を繰り返すことは、腎臓はもちろん、すべての臓器への負担となります。太ると体重が重りとなって、膝に負担がかかりますよね。

内臓についても、同じことが起こります。

食べすぎは太るだけでなく、塩分の摂りすぎで血圧が上がり、腎臓に負担をかけるものです。

痩せればいい状態に変化しますが、血圧や血糖値、コレステロールが上がった悪い状態も、負の遺産として身体のなかに残り続けてしまうのです。

太っても、ダイエットで元に戻ればいい、というわけではありません。

急激に体重が増えたり減ったりする生活習慣は、絶対に避けるべきです。

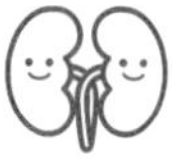

意外な盲点「脂質管理」をきちんとしよう

腎臓にダメージをきたす「脂質異常」は避けるべき

生活習慣病において、高血圧や糖尿病に注目する人は多いのですが、「**脂質**」に注目する人は少なく、あまり光が当たっていない印象があります。

でも、わたしは糖尿病、高血圧、脂質異常が生活習慣病の3本柱であると考えています。脂質異常のリスクも頭に入れておくべきです。

三大栄養素である糖質、蛋白質、脂質は、腎臓病と深い関わりがあります。

まず、腎臓病を引き起こす原因疾患として一番多い糖尿病では、血糖管理が重要なことはよく知られていますね。

また、すでにお話しした通り、腎臓には蛋白質管理も非常に大切です。

そして、**血液の4分の1が流れている腎臓は「血管のかたまり」とも言えるため、腎臓と血管の状態をよくすることは、イコール**です。

血管を丈夫にするために重要なのは、血糖管理、血圧管理、脂質管理であり、血管にダメージをきたす脂質異常も避けるべきなのです。

LDL（悪玉）コレステロールによって、動脈が詰まってしまう

脂質異常は、ＬＤＬ（悪玉）コレステロールが高い場合とＨＤＬ（善玉）コレステロールが低い場合、中性脂肪が高い場合の３つに分かれます。

そして、脂質異常のうち、動脈硬化をきたす最大の原因と言われている**LDLコレステロールをきちんとコントロールする食事や薬物治療は、非常に大切**です。

とくに、腎臓の悪い人やすでに脳梗塞・心臓病といった動脈硬化の症状が出ている人は、しっかりと脂質を下げなければいけません。

一般的にＬＤＬコレステロールが増えやすい食事は、脂質の多いものです。

なかでも、加工食品を使った食事には注意が必要です。

また、肉は火を通すときに酸化してしまうことに気をつけ、油を使い回すような揚げ物も身体に悪いので、避けるべきでしょう。

ところで、なぜＬＤＬコレステロールが増えるとよくないのでしょうか？

それは、血液中にＬＤＬコレステロールが増えすぎた状態が続くと、活性酸素の影響を受けて「変性ＬＤＬ」という物質になり、血管を傷つけてしまうからです。

傷ついた血管には、そのすき間からＬＤＬコレステロールが入り込み、酸化して溜まっていきます。

わたしたちの身体には、こうした異物を排除しようとする「掃除屋（マクロファージ）」が存在し、異物を取り込んだマクロファージは、サイトカインという物質を出して炎症反応を起こします。炎症反応の結果、動脈に膨らみ（プラーク）をつくるのですが、プラークはニキビのように破れてしまうことがあります。そのとき、血液のかたまり（血栓）ができてしまうと、動脈が完全に詰まる原因となるのです。

これが冠動脈で起こると狭心症や心筋梗塞となり、脳動脈で起こると脳梗塞となり、命に関わることに…。

このように、ＬＤＬコレステロールが増えると、さまざまな病気を併発するリスクが増えてしまうため、脂質管理の努力はとても大切と言えるでしょう。

なお、最近はコレステロールに関する考え方が諸説出ていて、厚生労働省も２０１５年、コレステロールの上限の目標量を撤廃しました。

これは医者のなかでも賛否が分かれているところであり、動脈硬化を発症している人はコレステロールを下げたほうがいい、という考えの医者がいまでも多いことはたしかです。

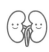

「健康のためにプロテイン」は自殺行為!?

蛋白質は食事からで十分

サプリメントとしてプロテインを摂っている人は多いとは思いますが、わたしは身体を守るためにはよくないのではないか、と疑問を抱いています。

なぜなら、プロテインにはリンがかなり含まれているため、動脈硬化が進んでしまい、腎臓に負荷をかけるものだからです。

たしかに、蛋白質は筋肉や骨の構成成分であり、エネルギー源になったり、酸素や栄養素の運搬を行ったりもする、生命を維持するために不可欠な物質です。摂取目標量が設定されているのはそのためです。

でも、蛋白質は基本的に、食事から摂るべきである、とわたしは考えています。

ダイエットブームもあり、「健康にいい」という理由で、プロテインのサプリメントを摂取する人が増えました。

ただ、国が定める1日の推奨摂取量は50〜60gであり、卵や乳製品、肉、魚を普通に食べていれば摂取できる量です。わざわざプロテインで補充する必要はありません。

また、商品として売られているプロテインは、飲みやすくするために人工甘味料が加えられています。油脂や増粘剤、乳化剤といった添加物も多いので、わざわざプロテインで余分なものも同時に摂取しなくていいのではないかと思うのです。

安価なサプリメントのなかには、石油で固めているものもあり、素材自体がよくないと言われることもあります。

種類にもよりますが、人工甘味料の摂取は腎臓に負担がかかります。

また、添加物の一種である人工甘味料には、発がん性化も指摘されていて、海外では規制がかかっているものもあるほどです。

わたしも、人工的につくられたものはあまり摂らないようにしています。

蛋白質の過剰摂取は腎臓の過剰ろ過を導き、腎機能を低下させる

最近では、高齢者に筋肉をつけさせようと、フィットネスクラブがサプリメントのプロテインをすすめることが多くなりました。

わたしの医院に来る患者さんのなかにも、「フィットネスクラブですすめられた」と言う人が少なくありません。実際には、摂取後に腎機能が悪くなっている人もいます。

年齢とともに腎機能は低下しますが、高齢の人がフィットネスクラブで言われた通りにプロテインを摂取すると、もともと悪い腎機能がますます悪化してしまうのです。

腎機能が低下している高齢者は、プロテインの摂取で腎機能が悪くなる可能性があることに留意すべきです。

ですから、わたしはプロテインを摂るよりも、規則正しい食事をおすすめしています。きちんとした食事には、蛋白質だけでなく食物繊維やミネラルも含まれているので、人工的につくられたサプリメントでは補えない部分もカバーすることができます。

ただ、高齢になると蛋白質の必要量は増加するため、食事による摂取では追いつかない

ような場合は、腎機能を正しくフォローしながら、サプリメントで補充していくことも必要でしょう。

自分の病状を正しく理解し、正しい蛋白質摂取量を計測しよう

何度もお話ししている通り、腎機能が悪い人は、老廃物や不要な物質を尿として排泄する機能が落ちています。

蛋白質を摂りすぎると、「尿毒素」と呼ばれる有害物質が身体に蓄積され、倦怠感を引き起こすため、蛋白質の摂取量を制限する必要があるのです。

ダイエットのための糖質制限が流行っていますが、これも蛋白質の摂取が増える要因になっています。とくに、糖尿病歴が長く、腎機能が低下している人は、腎臓への負担が大きくなるため、蛋白質の摂りすぎはご法度です。

短期的に血糖値が下がったとしても、腎機能が悪化してしまえば元も子もありませんよね。

ごく一部の例外を除き、サプリのプロテイン摂取はとくに必要ない

サプリメントのプロテインは、高齢の人だけではなく、若い人も摂らないほうがいいとわたしは思っています。

医師によっては摂っても大丈夫、と言う人もいますが、わたしはこれを摂る意味をあまり見出せていません。

もちろん、例外はあります。それは、体質的にお肉を消化できない人です。

胃酸や脂肪を分解してくれる「消化酵素」というものがあるのですが、消化酵素は蛋白質でできているため、土台となる蛋白質がなければ消化することができません。

たとえば、蛋白質を摂るように言われ、お肉を食べたとします。でも、消化酵素そのものがない人は、少量のお肉も消化できないので、お腹が痛くなることもあるのです。

この症状は、若い女性や痩せている人に起こりがちです。

このような症状が出てしまう人に、治療の一環としてプロテインやアミノ酸をあえて摂取してもらい、身体を一定の蛋白質で満たすことがあります。

ほかにも、治療の一環としてプロテインを摂取してもらうケースもなくはありません。

ただ、これを実施するのはごく少数派であり、普通の人であれば、あえてサプリメントのプロテインを摂る必要はないでしょう。

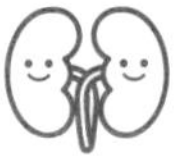

蛋白質摂取不足にならない注意も必要

筋肉を落とすと基礎代謝が落ち、血糖値が下がらなくなる

腎機能が悪い人は蛋白質を摂ってはいけない、と極端にとらえている人がいますが、これには注意が必要です。

蛋白質は身体のなかでとくに大きな組織である筋肉の原料であり、身体の蛋白質の50％は筋肉、と言われています。

つまり、体内に蛋白質がなくなれば、筋肉がなくなっていくのです。

筋肉がなくなると、基礎代謝が落ちてエネルギー消費がしにくくなり、痩せにくい身体になるといったさまざまな問題が起こります。

蛋白質を摂らないことで生じる最大のメリットは、ダイエットで一挙に体重が落ちることです。ただ、これは筋肉が削げ落ちているだけです。

「体重が落ちれば血糖がよくなると聞いていたのに、改善しません」

と相談してくる人は、少なくありません。

じつは筋肉は、血糖を食べてくれるのですが、その筋肉がなくなれば、体重と同時に基礎代謝も落ちて、血糖値が下がらないのです。

蛋白質はエネルギー代謝に関わっているので、ある程度摂取する必要があります。

ところが、

「腎機能の悪い人は、蛋白質を摂ってはいけない」

と言われている人にとっては、パラドックスに陥ってしまう話なので、どうすればいいのかと悩んでしまうほど、難しいことなのです。

余談ですが、身体は血糖値を安定させる必要があるため、低血糖になると筋肉のなかにある血糖値を上げるためのセンサーが働きます。

ですから、筋肉が少ないと低血糖を知らせるアラームが発動しなくなり、大変な事態に陥ることも。痩せた女性が低血糖の症状を訴えて相談に来ることも多いのですが、その場合、わたしは蛋白質の摂取を増やすようアドバイスしています。

蛋白質不足は、心の健康にも影響している

蛋白質は、体内で分解されてアミノ酸になります。

このアミノ酸は、心の健康に必要な栄養素です。

神経伝達物質のアドレナリンは、必須アミノ酸の「フェニルアラニン」から生成されるため、アミノ酸が不足すると、集中力ややる気が低下してしまいます。

また、「しあわせホルモン」と呼ばれるセロトニンは、必須アミノ酸の「トリプトファン」からつくられるため、アミノ酸が不足すると精神が不安定になり、抑うつとなって元気がなくなっていきます。

さらに、セロトニンからは「睡眠ホルモン」と呼ばれる「メラトニン」がつくられます。

つまり、必須アミノ酸が不足すると、睡眠の質の低下につながってしまうのです。

蛋白質が不足すると、筋肉やエネルギー代謝の低下だけでなく、心の健康にも大きく影

響します。

蛋白質の摂取がどれだけ重要か、わかっていただけるのではないでしょうか。

必須アミノ酸は、赤身肉や卵、牛乳、魚介類といった動物性蛋白質をはじめ、大豆や穀類などのさまざまな食品にも含まれています。通常の食事をしていれば不足することはないので、バランスよく、いろいろなものを食べることが大切です。

また、蛋白質は、酵素やホルモンなど身体の機能を調節する大切な役割も果たしているため、蛋白質が不足すると、免疫機能が低下して抵抗力が弱くなり、さまざまな病気にかかりやすくなります。

日本人の死因の第１位はがんですが、80歳以上人の１位は肺炎です。

蛋白質不足による免疫機能の低下も一因となっているのでしょう。

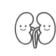

蛋白質の不足分は、脂質と炭水化物で補おう

エネルギー不足にならないこと、肥満にならないことに注意が必要

腎臓の悪い人は蛋白質の摂取量を抑える必要があるため、蛋白質不足になったときにはほかの方法を考えるしかありません。

厚生労働省が推奨している「蛋白質20％前後の摂取」が難しい場合は、炭水化物や脂質の摂取を増やすしかないことになります。

三大栄養素と言われる蛋白質、脂質、炭水化物は、身体のエネルギー源をつくるものですが、エネルギー効率だけで言えば、脂質を多くするとエネルギーを補うことができます。炭水化物と蛋白質は、１g摂取すると４㎉のエネルギーが生成されますが、脂質は１gで９㎉と、２倍以上のエネルギーを生成してくれるからです。

エネルギーを得るために効率よく摂取できるのは脂質なのですが、すぐカロリーオーバーになってしまうことも、同時に理解しておく必要があるでしょう。

日本人の食生活は欧米化が進み、和食から肉食に変化してきています。脂質の摂取量増

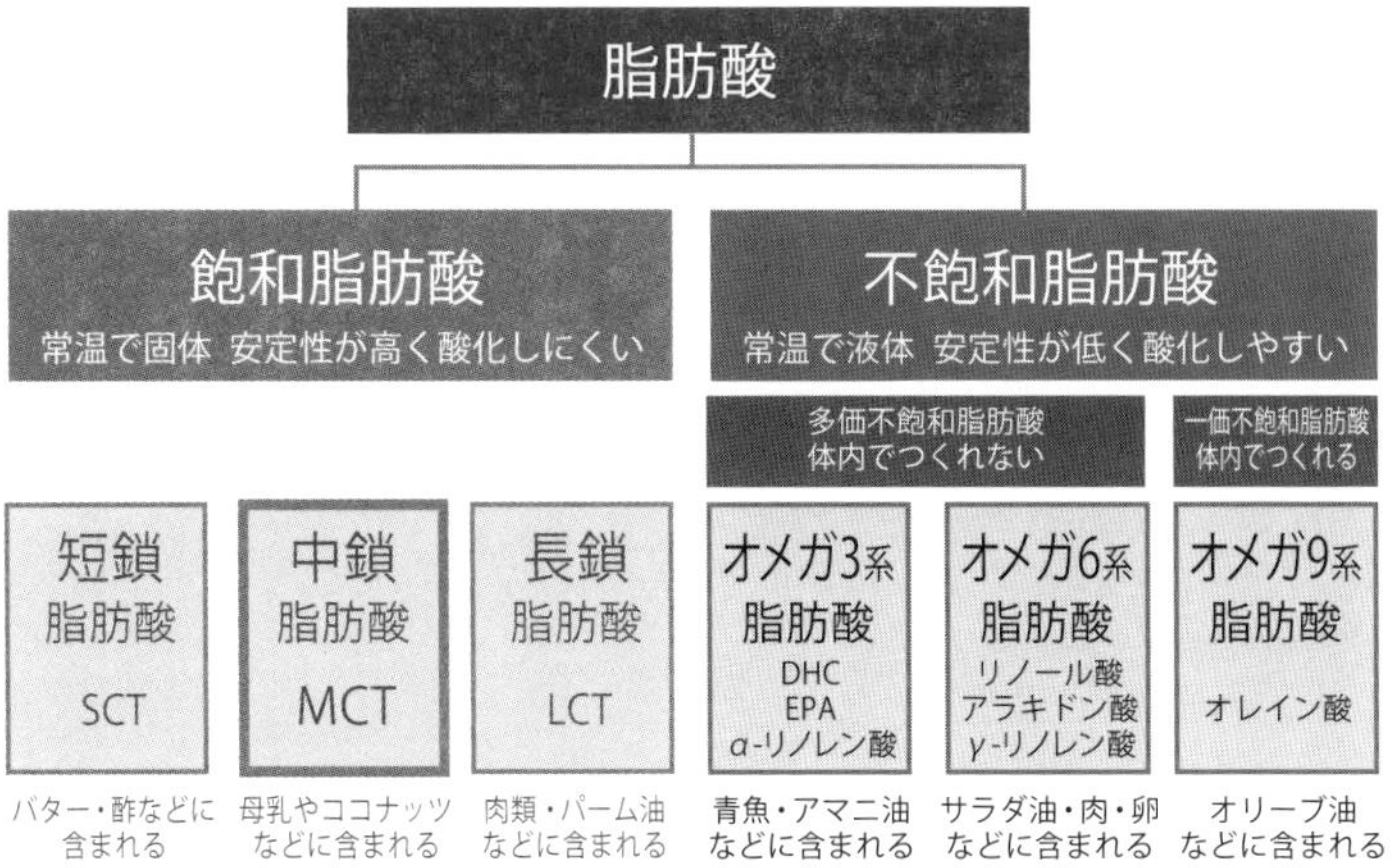

https://minchalle.com/blog/mct-oilより

加にともなって肥満が増えてきているのは、社会問題の一つと言えますね。

脂肪酸について、覚えておきたい3つのポイント

図をご覧ください。脂質の主な構成要素である脂肪酸は、飽和脂肪酸と不飽和脂肪酸に分かれます。ここでぜひ知っておいてほしいことが、３つあります。

①オメガ3系脂肪酸の青魚とアマニ油は積極的に摂取

これは腎臓だけでなく、動脈硬化をコントロールすることもできる、身体にいい油なので、できるだけ摂るようにしましょう。

②MCTオイルは、腎機能障害でもカロリー摂取が必

要な人におすすめ

ＭＣＴオイルは、中鎖脂肪酸１００％のオイルです。エネルギーとしてすばやく変換されるため、体脂肪として蓄積されない特徴があります。

消化・吸収が早く、カロリー補充がすぐにできるので、カロリーを多めに摂る必要がある腎臓の悪い人におすすめです。常温で、サラダなどに加えて摂りましょう

③オメガ6系脂肪酸はバランスよく摂取することが重要

不飽和脂肪酸のなかで、積極的な摂取が推奨されるオメガ3系脂肪酸とは異なり、オメガ6系脂肪酸とオメガ9系脂肪酸は炎症を起こす可能性があるため、積極的に摂らないほうがいいものです。

オメガ6系脂肪酸には、アラキドン酸という炎症を起こしやすい要素が含まれており、血管の状況を悪くする可能性があります。

オメガ6系の食品は、サラダ油、肉、卵などです。

脂質面だけで見ると身体によくないものなのですが、蛋白質を補充する観点で見ると摂取したほうがいいものなので、バランスよく摂ることを心がけましょう。

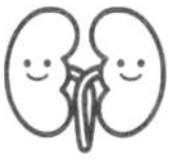

腎機能が低下したら、カリウムやリンを含んだ食事を減らそう

茹でることでカリウムを除去し、リンも軽減できる

腎臓は体内の電解質を調整する働きをしていますが、腎機能が悪くなると調整がうまくいかず、老廃物が溜まってしまいます。

溜まらないようにするには、老廃物になるものをなるべく口にしないようにすることです。茹でることで、老廃物となる部分をカットすることができます。

腎機能の悪い人は、食事のメニューを選ぶときに気をつけることで、身体にかかる負担を軽減させましょう。

カリウムもリンも電解質であり、腎機能の悪い人には要注意な2大ミネラルです。

ただ、どちらも身体に必要なものなので、身体に負担とならない食べ方をぜひ知っておきましょう。

カリウムを腎臓から排泄できなくなる高カリウム血症に注意

カリウムは人体に必要なミネラルの一つであり、筋肉の収縮を調整したり、ナトリウムの排泄を促進することで血圧の上昇を抑制したりしています。

その分、体内の適正な量から外れると、問題が起こります。

カリウムの高い状態を高カリウム血症、低い状態を低カリウム血症と言いますが、問題になるのは腎機能低下にともない、カリウムを腎臓から排泄できなくなる高カリウム血症です。

高カリウム血症になると、筋収縮の調節ができなくなる結果、筋の脱力感が起こり、重篤な場合は心停止を起こすこともあります。

そのため、医療関係者は採血でかならず腎機能とカリウムをセットで評価し、データの確認を怠らないようにしています。

腎機能が消失したときに、人工透析を2日に1回行う最大の理由は、カリウムが高くなると心臓が止まってしまうことがあるからなのです。

カリウムを多く含む食品は、基本的に生で食べない

カリウムを多く含む食品は、いも類、海草、きのこ、野菜の青菜類があげられます。一般的には身体にいい食品であっても、自分の身体の状態によってはあまりよくない食材があることをぜひ知っておきましょう。

これらの食品は、茹でることでカリウムがかなり軽減されます。

【カリウム制限のポイント】

①低蛋白食にする

食品中の蛋白質量とカリウム量は正比例の相関関係です。そのため、蛋白質を多く摂れば、カリウムもたくさん摂ることになり、摂取量も多くなります。

蛋白質制限は、カリウム制限をすることとイコールの関係です。

②カリウムを多く含む食品を知る

いも類、海草、きのこ、野菜のなかの青菜類には、カリウムが多く含まれていることを

食品100g中(可食部あたり)のカリウム含有量の比較

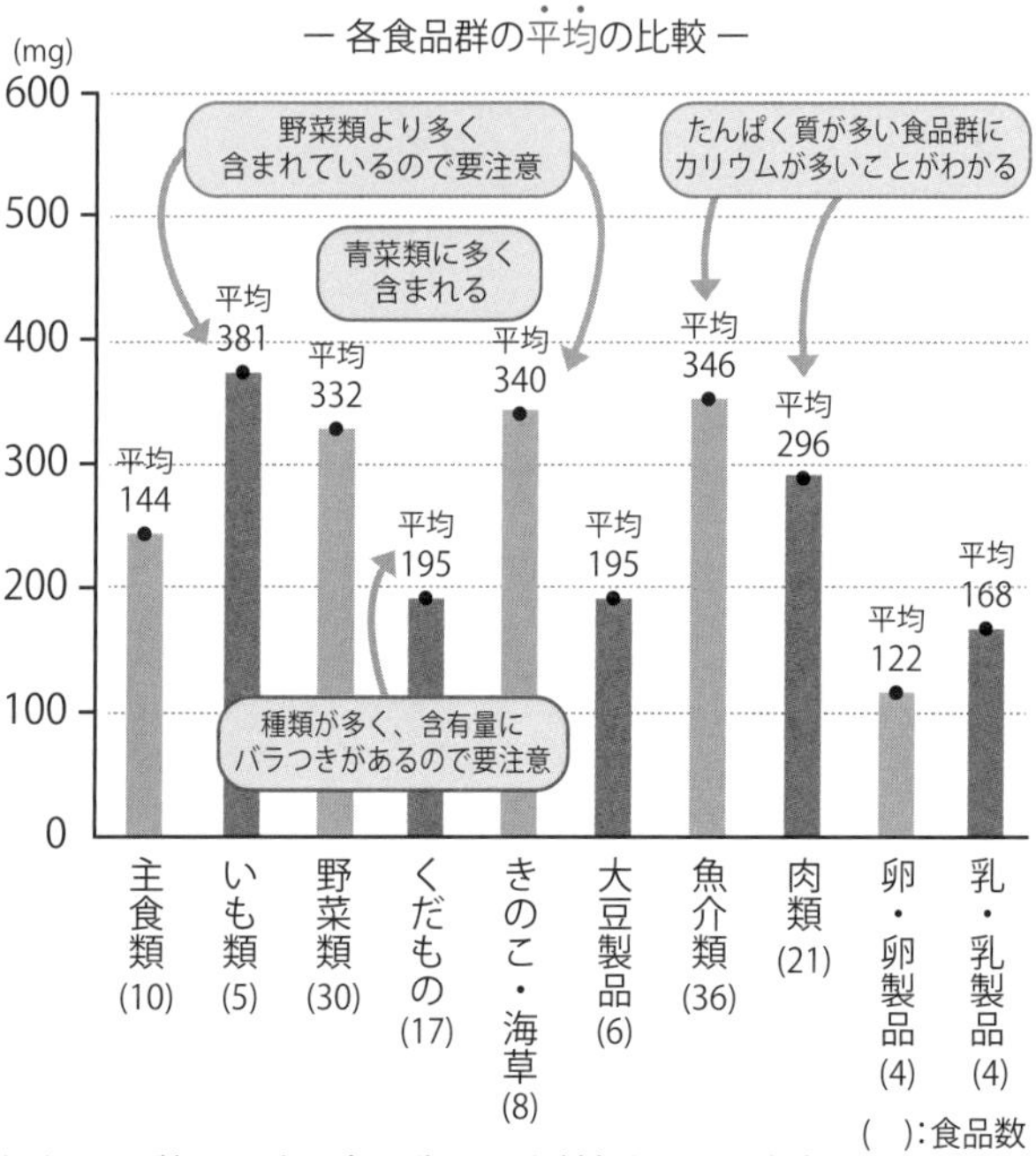

※無理なく100gが摂取できる食品(生)のみを対象としています。
●参考：「日本食品標準成分表2020年版(八訂)」
https://www.mext.go.jp/a_menu/syokuhinseibun/mext_01110.htmlより

知っておきましょう。

③カリウムを多く含む野菜の食べ方

野菜は生で食べる際、30分以上水にさらしましょう。先に切って断面を多くして、水に触れる面を増やし、カリウムを抜けやすくします。また加熱して食べる野菜は、一度湯通しすることで、カリウム量を3～5割減らすことができます。

④カリウムを多く含む果物の食べ方

果物は生を避けましょう。
果物を食べるのであれば、シ

ロップに浸かっていることでカリウムが抜けていくので、缶詰のほうがおすすめです。

もちろん、シロップは飲まないようにしましょう。

高リン血症にならないためには、蛋白質制限が大切

リンも、カルシウムやマグネシウムとともに骨や歯をつくる成分になったり、体内のエネルギーをつくり出すときに必須の役割をしていたりする、人体に必要なミネラルの一つです。

魚類、牛乳・乳製品、肉類といった動植物食品や大豆に多く含まれます。

リンの高い状態を高リン血症、低い状態を低リン血症と言いますが、問題になるのは、腎機能が低下したことで、リンを腎臓から排泄できなくなる高リン血症です。

リンが高いとカルシウムと結合し、本来は起こり得ないような場所で血管が石灰化して、動脈硬化が進行する原因になります。慢性腎臓病（ＣＫＤ）の人が動脈硬化を起こしやすい理由の一つは、リンを上手に排泄できないからです。

リンは蛋白質の多い食品に多く含まれているため、蛋白質制限さえしっかり行っていれ

ば、自然とリンの制限にもつながっていきます。つまり、低蛋白食＝低リン食なのです。

高リン食品として、次の4つのものを押さえておきましょう。

1　カルシウムが多い食品（乳製品、骨ごと食べられる魚）
2　卵製品
3　肉類、魚介類、
4　豆類、納豆

なお、食品添加物として使用されているリンについては、次の項でお話しします。

加工食品や添加物に多い無機リンは極力避ける

無機リンは、「老化促進物質」として問題視されている

すでにお伝えした通り、加工食品にはリンが多く含まれています。

そもそもリンには、肉や魚、卵、乳製品、豆類食材にもともと含まれている「有機リン」と、食品添加物に使われている「無機リン」の2種類があります。

そして後者の無機リンは、ハムやベーコン、練り物、プロセスチーズ、インスタント麺、缶詰、ファストフードなどの加工食品に、食品添加物として使われているものです。

無機リンは有機リンに比べて腸から吸収されやすく、血液中のリンの濃度（血清リン濃度）が上昇しやすくなります。とくに腎機能の悪い人は、無機リンが多く入っている食品添加物入りの加工食品は避けたほうがいいでしょう。

「老化促進物質」として問題視されている無機リンは、カルシウムと結合することで血管の石灰化を促します。石灰化すると血管や臓器が硬くなりはじめ、動脈硬化が急速に進み、心筋梗塞や脳卒中といった血管疾患を引き起こしてしまうのです。

食品成分表示を見て、食品添加物を確認しよう

とくに、自分で調理しない食べ物には、リンが多く含まれていることが多いため、外食や加工食品を摂る生活を続けている人は、注意が必要です。

加工食品の裏面には食品成分表が貼られていて、原材料表示に「リン酸塩」「ｐＨ調整剤」といった名前が記載されていないか、ぜひ確認するようにしましょう。

ただ、ほぼすべての加工食品に含まれているので、入っていないものを見つけることは

「有機リン」とは
肉・魚・卵・乳製品、野菜や果物など
食品そのものに含まれるリン

体への吸収率
20〜60%

「無機リン」とは
練り物やインスタント食品などの
加工食品に添加物として加えられたリン

体への吸収率
100%

★無機リンの摂取は控えましょう!

困難です。代表例は、コンビニ食品です。

簡単に食べられる食品には、かならず理由があるのです。

おいしくて、調理しやすくて、保存が利く食品には、それなりの添加物が加わっていることを忘れないようにしましょう。

また、これはよく知られた話ですが、食品添加物には発がん性物質が含まれていることも多いので、できるだけ口にするのを避けるに越したことはありません。

加工食品を控えたほうがいいのは、リンを摂取しないためだけではないことを、ぜひ覚えておいてください。

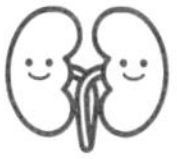

プリン体の多い食事は「痛風腎」を引き起こす

プリン体の過剰摂取で尿酸の結晶が腎臓に溜まり、痛風腎になる

「痛風腎」という言葉を聞いたことはあるでしょうか？

痛風腎は、プリン体の過剰摂取によって尿酸の結晶が腎臓に溜まり、腎臓に炎症を起こした状態をいいます。この状態を放置すると腎機能が低下し、人工透析になることもある、怖い疾患です。


痛風腎になる人はそこまで多くはなく、また最近は医療が進んでいい薬ができたため、人工透析まで症状が悪化する人はあまり多くありません。

ただ、放置をすると腎機能が低下し、人工透析になることもある疾患なので、プリン体を多く摂取する人は注意が必要です。

ビールにプリン体が多く含まれていることはよく知られていますが、内臓類やお肉、魚介類などにも多く含まれているのをご存じでしょうか？

とくに、レバーや干物、カツオ、イワシなどに多く含まれているのです。

ビールを多く飲む人や、プリン体の多い食事を摂る人は、尿酸が石となって結晶化され、固体化されることで腎臓に蓄積されます。これが痛風腎の症状です。

プリン体は身体に悪いものなので、尿酸を上げない食事管理を心がけましょう。

第4章

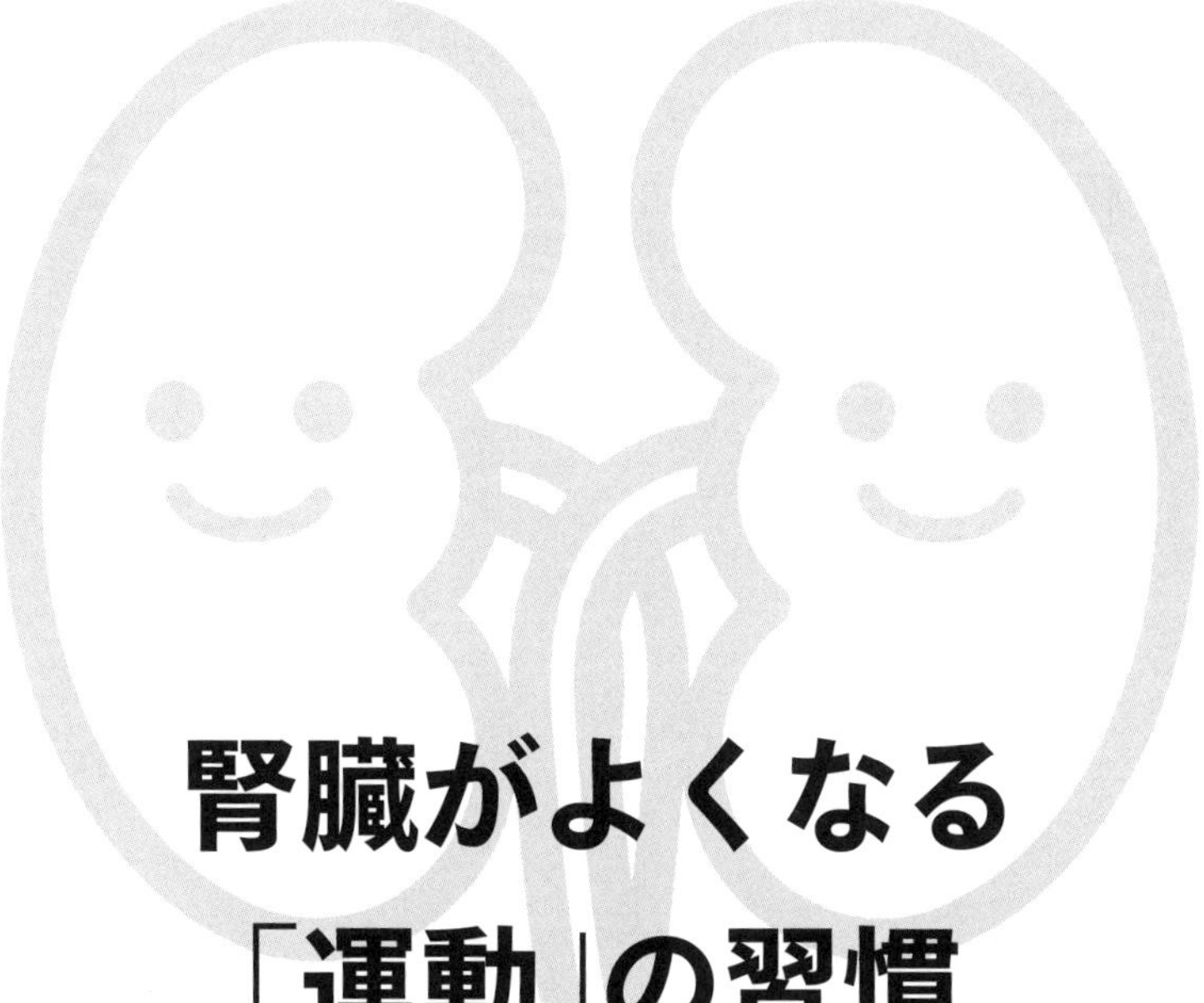

腎臓がよくなる「運動」の習慣

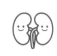

「腎機能が悪い人は安静に」は間違いだった

医療分野では、治療やリハビリに関する考え方が急に変わることがある

腎機能の悪い人の治療は、長い間「安静第一」が中心でした。

運動を始めると一時的に尿蛋白が増えてしまうため、人工透析に近づくリスクが高まる懸念が持たれ、運動をしてはいけないという考えが常識となっていたのです。

同じことは心臓についても言われており、心筋梗塞の患者さんは運動をしないほうがいい、というのが定説でした。


運動が治療にいいと推奨されるようになったのは、ここ最近の話です。身体を動かさないほうがデメリットが大きい、という研究結果が出てきたからです。

ただ、がむしゃらに運動するのではなく、「適切な運動量」であることがとても重要です。無理のない範囲で血圧や脈拍を維持しながら行う軽い運動は、クレアチニン値を低下させ、腎臓機能の改善に役立つことがわかってきています。

人工透析を受けている患者さんも、軽い運動を行うことで、透析効率（透析の質）が増して心機能が改善し、ＱＯＬの向上と健康寿命の延伸が可能となっています。

実際に、人工透析の４時間の間にベッド上で下肢運動をする透析施設も増えてきています。もちろん上肢は透析のために穿刺をしていて動かすことが困難なため、下肢の運動が中心です。

このように医療分野においては、いままで言われていたことがガラッと変わってしまうことがよくあります。

これに気づくためには、アンテナをずっと張り続けていなければいけません。

知らなかったせいで時代錯誤のことをしてしまわないよう、されてしまわないよう、気をつけておく必要があるでしょう。

糖尿病腎症のどのステージにおいても、運動は大切

糖尿病治療ガイドラインの変遷の図をご覧ください。

第３期Ｂというのは、尿に出る蛋白の量が多くなってきた段階、そしてそれがさらに多

糖尿病治療ガイドラインの記載内容の変貌（運動）

病期 / 記載年	第３期B （顕性腎症後期）	第４期 （腎不全期）
2008-2009 2010-2011 2012-2013	運動制限 ・体力を維持する程度の運動は可	運動制限 ・散歩やラジオ体操は可
2014-2015	原則として運動可 ・ただし病態により、その程度を調整する ・過激な運動は不可	運動制限 ・散歩やラジオ体操は可 ・体力を維持する程度の運動は可
2016-2017	原則として運動可 ・ただし病態により、その程度を調整する ・過激な運動は避ける	・体力を維持する程度の運動は可
2018-2019	原則として運動可 ・ただし病態により、その程度を調整する	原則として運動可 ・ただし病態により、その程度を調整する

「糖尿病性腎症生活指導基準」より抜粋

https://tokusengai.com/_ct/17273034より

くなると、第４期になります。

腎臓が悪くなると、普通であれば出てこない蛋白が、尿に出てきます。第３期Ｂは糖尿病腎症が進んでいる状態、そして第４期は腎臓がかなり悪い状態ですが、人工透析の準備に入る段階なので、まだ透析は始まっていません。

ちなみに第５期になると、人工透析を始めなければいけない段階です。

つまり、第４期と診断されたら、人工透析直前です…。怖いですよね。

10年ほど前までは、第３期Ｂ、第４期まで糖尿病腎症が進行すると、運動制限がかかっていましたが、いまはどちらも「原則として運動可」になっています。

現在の医療では、腎臓病のステージがどの段階であっても、運動は非常に大切だと考えられているのです。

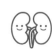

シニアの運動不足は要注意！

年齢を問わず、身体を動かしていこう

「健康づくりのための身体活動基準２０１３」では、「体力（全身持久力・筋力）の向上や運動器の機能向上のためには、最低でも30分以上の運動を週2日以上行うことが必要」とされています。

運動不足は生活習慣病の発症や死亡リスクを高め、心身機能・社会性・栄養の低下によって**フレイル**（虚弱）を進行させるからです。

フレイルは、医学用語の「ｆｒａｉｌｔｙ（フレイルティー）」を日本語に訳したものであり、最近よく聞くようになった言葉です。病気ではないけれども年齢とともに筋力や心身の活力が低下し、介護が必要になりやすい、健康と要介護の間の虚弱な状態のことです。

運動によって動脈硬化の進行を抑えられたとしても、虚弱になって身体機能が低下し、活動量が減ってしまうと、心筋梗塞や狭心症といった心血管疾患や脳卒中、糖尿病、結腸がんなどを発症するリスクが高まります。

さらに、慢性腎臓病（ＣＫＤ）が進行して腎機能が悪くなればなるほど、心血管疾患の発症率は飛躍的に高まってしまうのです。


身体を動かすことの大切さは、どの年代であっても変わらないのではないでしょうか。とくに、年齢が高い人の場合は運動不足によってさまざまな弊害が生じてくるため、運動療法の価値は、若い人とはまったく異なります。

元気な人は、基本的に足腰がしっかりしていますが、背景には「運動をしていること」があるため、これからもっと運動を啓蒙していきたいものです。

高齢者も運動は必要なものの、注意が必要

運動不足によって、骨折のリスクが高まることをご存じでしょうか？

筋肉が落ちて外を歩かなくなるために、日光に浴びることが少なくなってビタミンがつくられず、カルシウム不足にもなってしまいます。運動不足には、まったくいいことがありません…。

65歳以上の高齢者になる前の、もっと早い年代から、運動はしておいたほうがいいものです。

ただし、運動量には気をつける必要があります。

なぜなら、たとえば高齢の人がジムで走りすぎてしまい、かえって調子が悪くなってしまうケースもあるからです。

若い人なら、よほどのことがない限り、運動をどれだけがんばっても調子を悪くすることはありません。一方で高齢の人は、血管が悪くなっている人も少なくないため、運動には注意が必要なのです。

ですから、ご自身にとっての適切な運動量を医師に処方してもらい、それに従って行うのが一番いい方法です。

ただ、ここまでするのはなかなか難しいので、事故を起こさない、ご自身にとっての適切な運動量を考えながら、取り組んでいきましょう。

自分の体調の変化に気づき、早めに対策をすることが大切

最近は、フレイルとともに「**サルコペニア**」という言葉を耳にしたことがある人も多いのではないでしょうか。

心身が衰えた状態がフレイルで、サルコペニアは、加齢や疾患とともに、握力や下肢の筋肉など、全身の筋肉量が低下していく現象を指しています。

サルコペニアになると、歩くスピードが遅くなったり、杖や手すりが必要になったりするなど、身体機能の低下が起こることも含まれています。

ご自身の身体を支えることが難しくなるため、転倒して骨折したことが原因で寝たきりになってしまうことも、少なくありません。

腎臓は、骨を強くするために大切な「活性型ビタミンD」をつくっています。

活性型ビタミンDは、カルシウムを体内に吸収する際に必要な栄養素です。

腎臓の動きが悪くなると、この活性型ビタミンDがうまくつくられず、カルシウムを体内にうまく吸収できないために、骨が弱くなってしまいます。

腎臓の病気があると、骨折のリスクまで高まってしまうのは、そのためです。

たとえばご自身で、
・歩くスピードが遅くなり、近くのスーパーまでの所要時間が長くなった
・握力が弱まり、ペットボトルの蓋が開けられなくなった
・わけもなく疲れた感じがする
・半年間で体重が2～3kg以上減った
といったことを感じることはありませんか？

これらの現象は、サルコペニアやフレイルの兆候とされています。
高齢になればなるほど予防が必要になるので、慢性腎臓病に加え、サルコペニアやフレイルが疑われる場合は、早急に運動習慣をつけることをおすすめします。

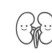

運動は腎臓にいい！

運動は、血管若返り物質であるＮＯ（一酸化窒素）の分泌を促進する

引き続き、運動が腎臓に与えるメリットについて解説します。

運動によって、血管のもっとも内側にある「血管内皮細胞」からのＮＯ（エヌオー／一酸化窒素）の産生が促進されます。

ＮＯは、１９９８年にノーベル医学・生理学賞を受賞した研究で発見された物質です。ＮＯは血管内皮細胞から分泌され、血管の平滑筋を弛緩させる働きがあります。つまり、血管を拡張させて血圧を低下させる役割を果たすものなので、慢性腎臓病（ＣＫＤ）における腎臓の保護には非常に役立ちます。

なぜなら、慢性腎臓病では血圧のコントロールが重要であり、血圧を下げるためにはＮＯを産生する必要があるからです。

また、ＮＯは動脈硬化を改善する役割も果たすことから、「血管若返り物質」とも言われています。腎臓だけでなく、心臓の血管が詰まる心筋梗塞や、脳卒中のリスクを引き下げることもできるのです。

ＮＯの分泌を増やすには、血行を促進し、筋肉内に流れる血液量を増やしてあげるのが効果的です。そのためには、身体のなかでも筋肉量が多い、下半身の筋肉を動かすことがポイントとなります。

人工透析中であっても運動をしよう

慢性腎臓病の患者さんは、健康な人と比較して、フレイル（虚弱）となるリスクが高いことが知られているのは、すでにお話しした通りです。

これは、腎機能が低下したら安静にするべき、という古い考えがいまだに残っていることが起因しているのかもしれません。

実際に、人工透析を受けている患者さんの42％もの人たちにフレイルが認められているのは、週に3回行われる透析治療が大きく影響をしているのでしょう。

なぜなら、1回の透析治療は4時間ですが、準備時間を含めると、週の半分は安静状態を強いられるからです。意図的に身体を動かす機会をつくらなければ、フレイルになるのは必然と言えるのではないでしょうか。

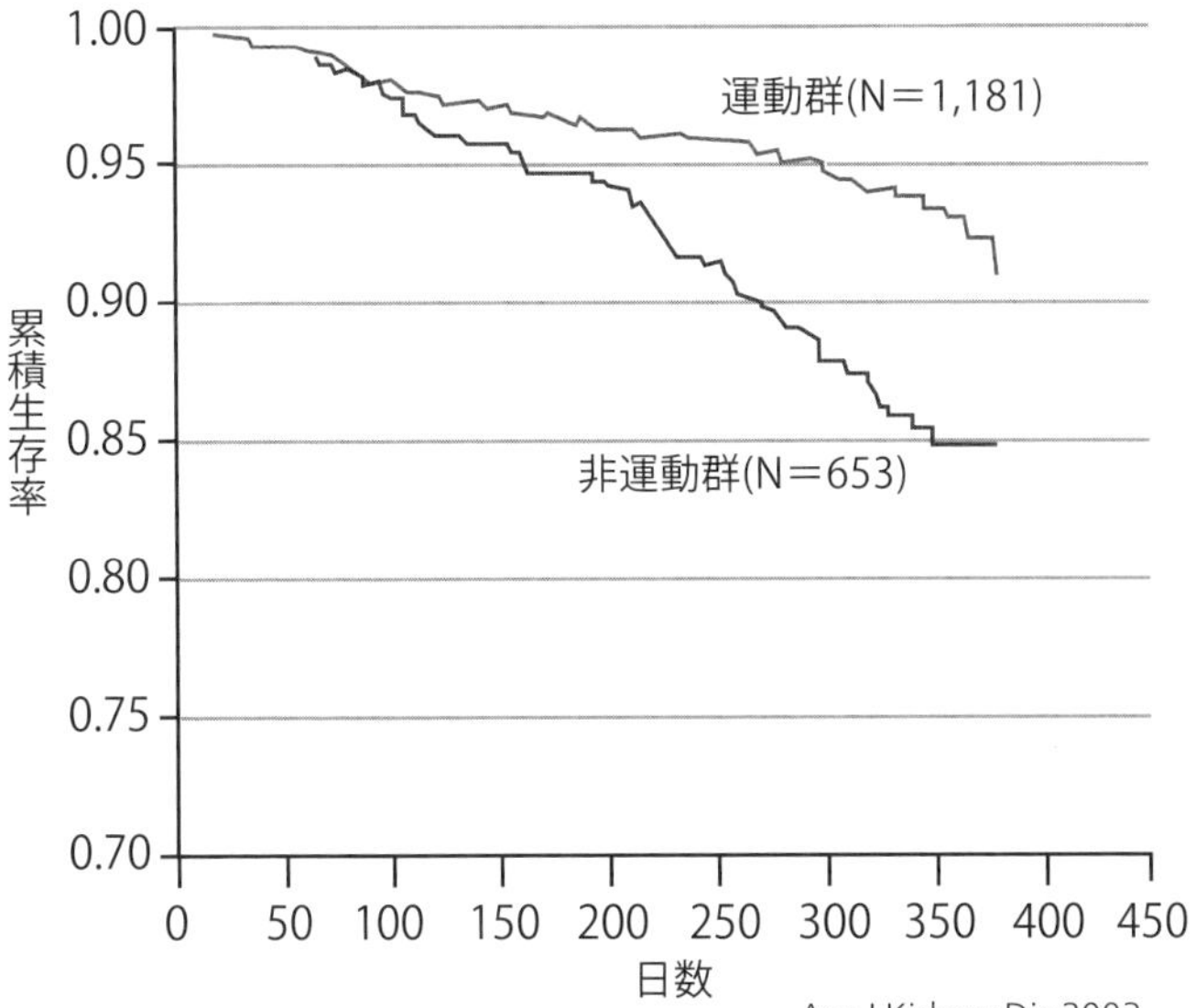

Am J Kidney Dis 2003

https://ituki.com/cl_ishikawabashi/touseki/rehabili.htmlより

大規模な試験においても、定期的に運動をしている透析中の患者さんのほうが、運動をしていない患者さんよりも明らかに長生きしている、という結果が出ています。

また、透析の時間を利用してベッドの上で下肢運動をしたり、透析のない日に運動を取り入れたりすることで、筋力の低下を防ぐだけでなく、透析中の血圧低下も抑えられるという報告もあります。

さらに、透析の苦痛で精神的に不安定になっていた人も、運動によって前向きな気持ちになる、といったいい影響があるのです。

上の図は、累積生存率をあらわした折

れ線グラフであり、数値が低いほど生存率が落ちることを意味します。下の非運動群、つまり運動をしていない人たちと、上の運動群、つまり運動をしている人たちを比べれば、運動がどれだけ腎臓にいいのかは、一目瞭然ですね。

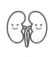

適度な運動で、腎機能はこう回復する

運動療法によって、eGFRの値が改善

実際に、適度な運動を行うことで腎臓の機能が改善した、という報告はたくさんあります。

たとえば、軽度腎機能障害の患者さんが、通常の治療に加えて1日40分のウォーキングと軽い筋トレを1年間継続したところ、クレアチニン値は下がり、腎機能の指標であるeGFRの値が改善した、という報告もありました（次ページ上図）。

また、中等度腎機能障害の患者さんを、運動をしないグループ、1回30分のウォーキングマシンによる運動を週3回行うグループに分けて3カ月後を比較したところ、運動した

運動による腎機能の変化

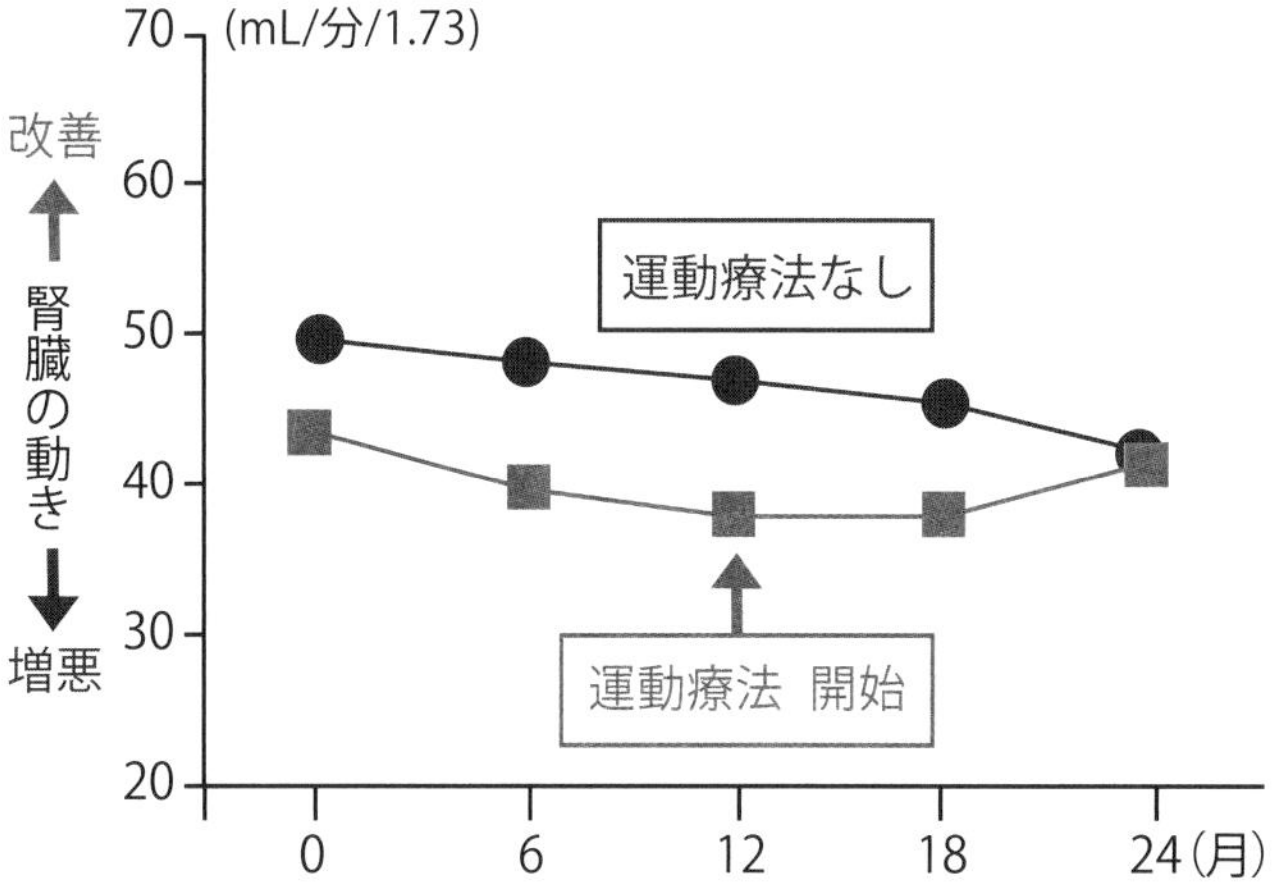

出典：Greenwood SA.et al. AmJ Kidney Dis.65:425-434, 2015.

https://www.nhk.or.jp/kenko/atc_331.htmlより

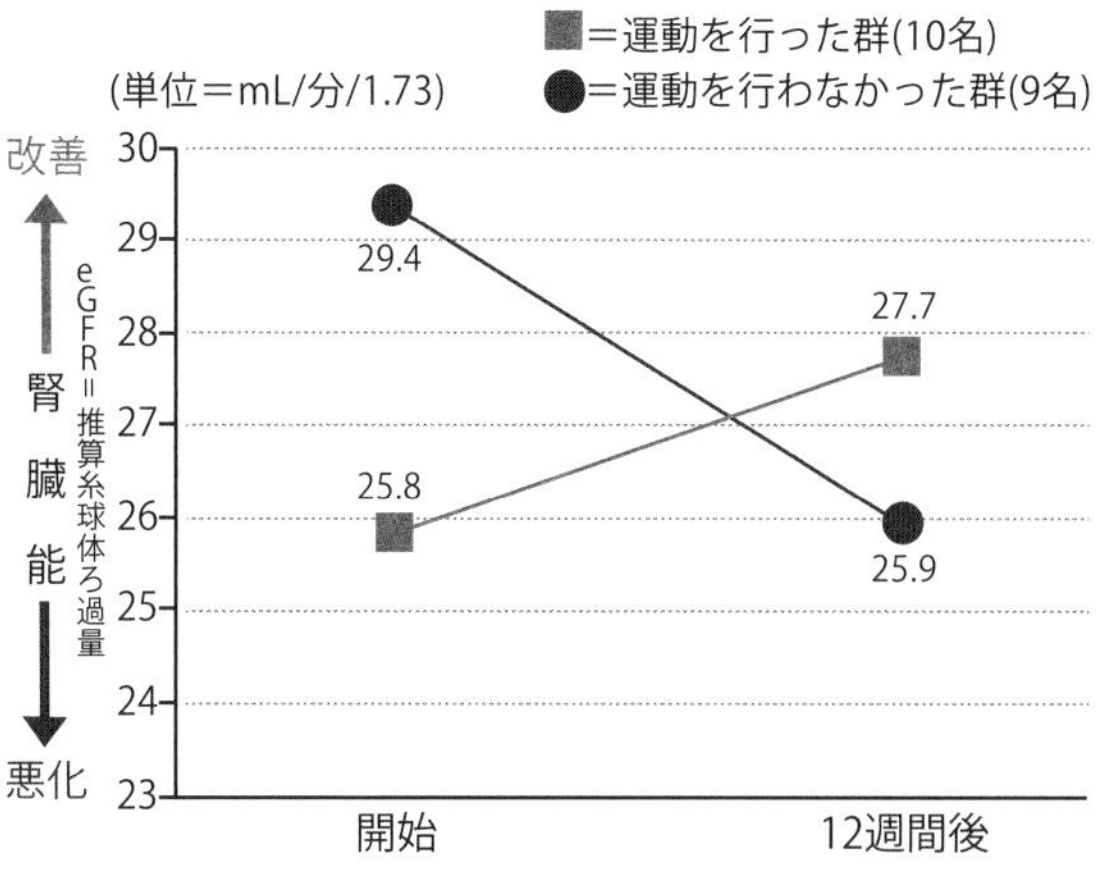

肥満で慢性腎臓病の保存期の患者を無作為に２群に分ける。
運動を行った群は腎機能が有意に改善し、運動を行わなかった群は悪化した。［Baria. F.et al. Nephrol Dial Transplant 29:6857-867,2014］

https://tokusengai.com/_ct/17273034より

グループは腎機能（eGFR）が改善し、運動をしなかったグループの腎機能は低下していた、という報告もあります（前ページ下図）。

運動をすることで腎機能が回復し、人工透析導入を抑制することも可能になります。

さらに、同じ慢性腎臓病であっても、運動習慣がある患者さんのほうが、運動習慣がない患者さんよりも総死亡率が33％低くなるだけでなく、人工透析や腎臓移植といった腎代替療法への移行率が21％低くなったという報告もあります（次ページ図）。

このように、腎臓病のステージが進行してしまっていても、なるべく早く運動療法を開始することで、人工透析導入を先延ばしできるだけでなく、回避できる可能性もあるのです。

「腎臓リハビリ」は、国も少しずつ後押しを始めている

国も、「腎臓リハビリ」ということで、少しずつ後押しを始めている状況です。心臓ほどデータが蓄積されているわけではないので、これから広がっていくものと、わたしはとらえています。

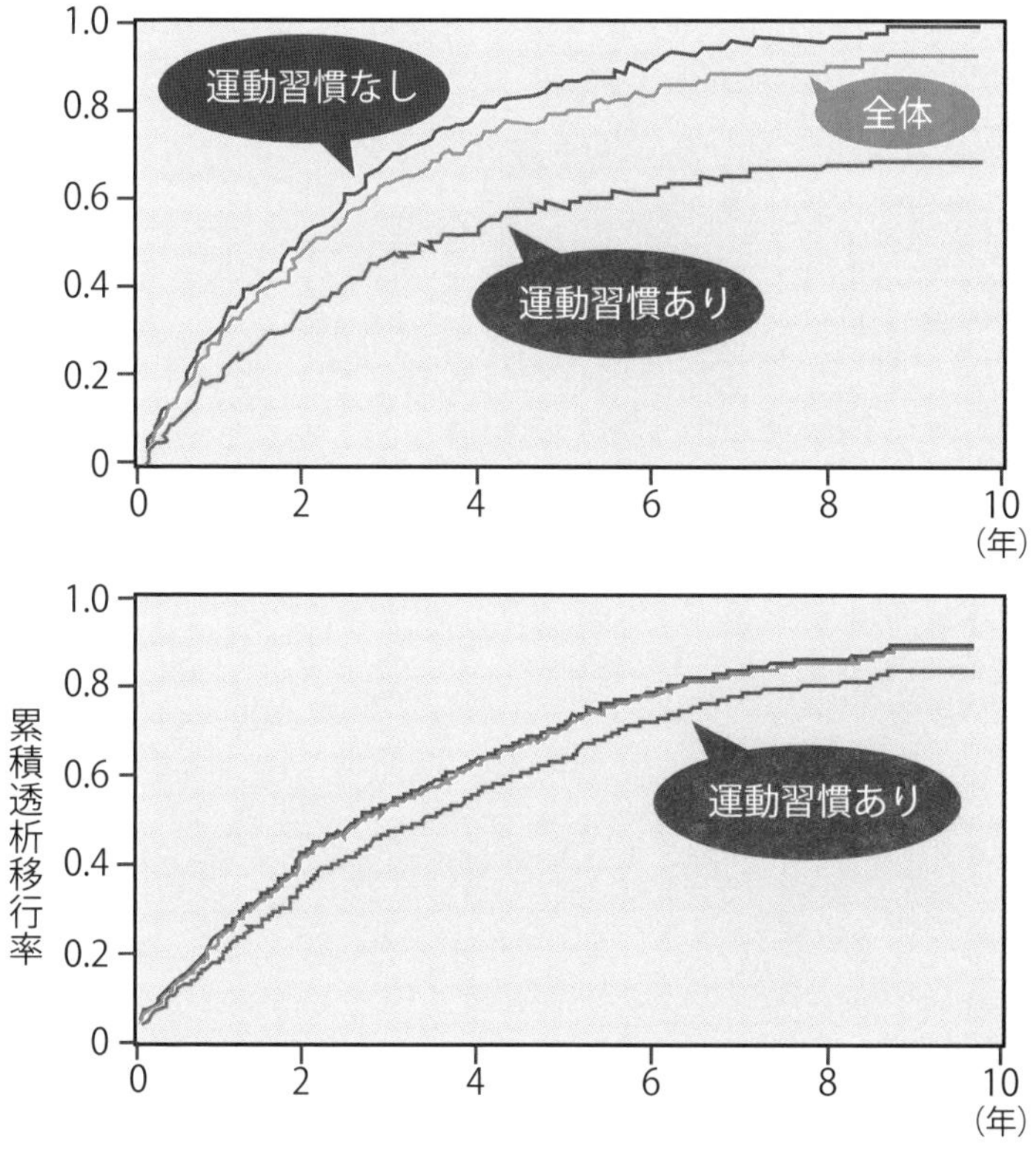

運動習慣の有無によるGFRステージG3～G5慢性腎臓病(CKD)患者の予後GFRステージG3(30≦eGFR≦59) 2292人、ステージG4 (15≦eGFR≦29) 1289人、ステージG5(eGFR＜15、腎不全) 2784人を前向きに解析。運動習慣のある患者では死亡率が低く、透析の移行も遅くなっていた。(出典：I-Ru Chen, et al. Clin J Am Soc Nephrol.2014;9:1183-9.)

https://medical.nikkeibp.co.jp/leaf/mem/pub/report/t272/201607/547533.htmlより

腎臓リハビリも心臓リハビリと同様、ただ単に運動をすすめればいいのではなく、適切な血圧管理や脈拍管理などをしながら、その人に合った適切な負荷で運動を行うことがとても大切なポイントです。

医師によっては、運動習慣が慢性腎臓病の改善にいい、と言われることに対して異論を唱える人もいることはたしかです。

わたしは、総合的に取り組むべきだと考えており、これからは腎臓リハビリをどんどん取り入れていこうと考えています。

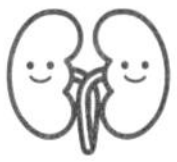

ウォーキングは人工透析になるリスクを約20％低くする

息が上がってしまわない有酸素運動に取り組もう

ご存じの人も多いと思いますが、運動には有酸素運動と無酸素運動の2種類があります。

無酸素運動は、短距離走や重量挙げのように瞬発的に力を発揮する、いわゆる「息が止まる運動」です。無酸素運動を行うと交感神経が高ぶり、血圧が上がるだけではなく、腎臓の血流も少なくなってしまいます。

おすすめしたいのは、無酸素運動ではなく有酸素運動です。

有酸素運動は、文字通り酸素を継続的に使い、身体に蓄積された体脂肪をエネルギーに変えていく運動です。

ウォーキングやジョギング、水泳などが有酸素運動に該当します。

もっと厳密に言うと、有酸素運動は、「息が上がらない、一定の強さでずっと続けられる、安全性が高い、全身を使った運動」を指します。

有酸素運動のなかでもっとも手軽に始められる運動が、ウォーキングです。道具も必要なく、自分の始めたいタイミングで始めることができるからです。

ウォーキングと腎機能、寿命の関係も調べられており、ウォーキングをしている人は死亡する可能性が33％低く、人工透析や腎移植をする可能性も21％低かったと報告されています（163ページ図参照）。

そして、ウォーキングを頻繁に行っている人ほどその効果は大きい、とされています。

有酸素運動は、人工透析をしている人にも効果があり、また腎臓の悪い人が人工透析にならないようにするためにも必要なものなのです。

水泳、水中ウォーキング、自転車も有酸素運動

水泳も有酸素運動の一つなので、おすすめです。また、泳がずに水中を歩くのも非常にいいことです。

高齢の人のなかには、膝や腰が悪いために運動ができないという人も多いのではないでしょうか。自転車に乗るのも有酸素運動ですが、座れないために断念する人もいるでしょう。そのような人におすすめしたいのが、プールです。

水のなかでは浮力が生まれるので、身体の負担は軽減されるはずです。

運動したあとは、身体が軽くなりますよ。

ジョギングもいいのですが、ウォーキングより運動の負荷が高いため、つらくなってしまうかもしれません。運動全般に言えることですが、好ましいのは「適度な運動」であり、無理をしない運動です。「息が上がらない」もしくは「脈拍が１２０以上にならない」ことを指標に、ぜひ取り組んでみてください。

プールで歩く際も、30分ほどを目安にしてみましょう。

30分あれば、３０００~４０００歩程度は歩けるはずです。

なお、歩数は多ければ多いほどいい、というデータがあるので、歩ける人は1時間でも2時間でも歩いたほうがいいでしょう。１時間歩けば６０００歩、２時間歩けば1万歩ほどになります。30分で３０００歩も歩ければ、悪くない数字です。

運動の強さを測る目安に「Ｂｏｒｇ（ボルグ）スケール」というものがあるのですが、それについては別の項で詳しくお話しします。

運動は、強さ以外に、頻度も大切です。

たとえば、１時間の運動を週１回行うよりも、１回30分の運動を週３回行ったほうがいいでしょう。

また、海外の論文では寿命と早歩きの相関関係が発表されていて、ウォーキングを早歩きにするとさらにいい、というエビデンスも出ています。

ピッツバーグ大学は３万人以上を20年追跡したデータを持っているのですが、そのデータによると、ゆっくりと歩く人の平均寿命は74歳であり、もう少し速く歩ける人は80歳、さらに速ければと95歳まで寿命が延びるそうです。

かかりつけの医師やご自身の身体と相談しながら、無理なく有酸素運動を行っていきましょう。

まだまだある、運動療法の効果

運動療法で得られる効果は盛りだくさん

運動療法を行う効果は、数多くあります。
ここでは、まだご紹介していない効果も含めてお話ししますね。

・酸素摂取量が増加する
一定時間の運動を行うことで持久力が向上し、酸素摂取量の増加につながる
・心臓機能が改善する
心臓を動かす血管の血流がよくなり、長期的に行うことで心肺機能を改善する
・不整脈が改善する
運動を長期間続けることで、発作的な不整脈を抑制する効果がある
・栄養状態が改善する
食欲が増すため栄養状態が改善し、さらに胃腸の動きもよくなるので胃腸薬も不要にな

る

・貧血が改善する

適度な運動はヘモグロビンの増加につながり、貧血を改善する

ただし、過度の激しい運動は赤血球を破壊するので注意が必要

・血圧が低下する

運動に必要な筋肉に多くの酸素や栄養を運ぶために血管が広がったり、血圧を上げようとする交感神経の緊張が緩和されたりして、血圧が下がる

・睡眠の質が向上する

適度な疲労感があるため、よく眠れるようになる

・不安・抑うつなどの精神状態が改善する

運動することでセロトニン（精神を安定させる働きのある脳内の神経伝達物質の一つ）が分泌され、心の安定を図れるため、うつの改善や予防ができる

・QOLが改善する

足腰が丈夫になって転びにくくなり、活動量や行動範囲が広がる

・むくみが改善する

下肢（とくにふくらはぎ）は第2の心臓と言われ、ふくらはぎを動かすことで心臓に血

を戻すお手伝いをしてくれる。その結果、むくみの改善につながる

・死亡率が改善する

ウォーキングをしている人は死亡する可能性が33％低下する、という報告がある

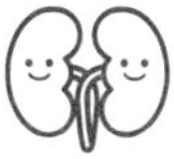

運動で、心臓や血管の状態もよくなる！

腎臓は動脈硬化の影響を強く受ける臓器

慢性腎臓病と心血管疾患（心筋梗塞や狭心症）には密接な関係があり、お互いに悪影響を及ぼし合っていることがわかっています。

慢性腎臓病（ＣＫＤ）の患者さんは心血管疾患を発症することが多く、心血管疾患の患者さんが慢性腎臓病になることも少なくありません。

卵が先か、ニワトリが先か、という話ではありますが、心腎連関と呼ばれているほどお互いに密接な関係があるのです。

運動療法は、慢性腎臓病の人だけでなく、心血管疾患を発症している人にも有効であり、慢性腎臓病の患者さんが心血管疾患を発症するリスクを軽減させる効果もあります。

すでにお話しした通り、運動は血管を柔らかくするNO（一酸化窒素）の分泌を促進します。NOは血管内皮細胞から分泌されるもので、動脈を拡張させ、血管内のプラークや炎症を抑えることで、血液が固まって血栓ができるのを防いでくれます。

また、運動は血糖値、血圧、脂質異常を改善することで動脈硬化を予防する効果もあり、血管をしなやかに若返らせてくれるものです。

腎臓には、1分間に約1200㎖という心拍出量の約20％にも相当する大量の血液が流れていて、これだけ多くの血流を受けている臓器はほかにありません。

つまり、腎臓は血管のかたまりと言っても過言ではなく、動脈硬化の影響を強く受ける臓器と言えます。

そう考えると、運動が腎臓にいい影響を与えるのは当然のことではないでしょうか。

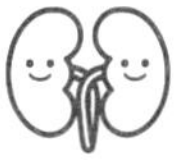

腎臓のための運動は「がんばりすぎない」が大切

継続するために、生活のなかに運動を組み込む

運動で大切なことは「継続」であり、三日坊主では効果が期待できません。

長く継続するためのキーワードは、「がんばりすぎない」ことです。

たとえば、はじめから「毎日1時間、1万歩を歩く！」というように大きな目標を立ててしまうと、達成できずにやる気をなくし、運動をやめてしまう結果にもなりかねません。

ですから、最初からがんばりすぎないようにすることが大切です。

はじめはほんの数分、家のまわりを歩く程度でもいいのです。

1週間も続ければ、次の週には同じ距離がラクに歩けるようになっているはずです。そうなったら、「今度はあの公園まで」「今度はあのスーパーまで」と少しずつ距離や時間を増やしていきましょう。

「がんばりすぎない」ためにおすすめなのは、生活のなかに運動を組み込むことです。運動のためだけの時間を確保しなければならない、というわけではありません。

たとえば、歩いて行ける距離なのに、面倒だからとついつい車で行ってしまうスーパーまで歩いてみたり、一つ先のバス停からバスに乗ってみたりするなど、生活に組み込める運動はいくらでもあります。

できることを考えて、試してみませんか？

運動の強さを示す「Ｂｏｒｇスケール」を活用しよう

運動は、どれだけの強度で行うのかも、ポイントの一つでしょう。

運動の強さとしてよく利用されるのは、「Ｂｏｒｇ（ボルグ）スケール」という指標です。Ｂｏｒｇスケールを簡単に言えば、「しんどさ」を数字であらわしたものであり、数字が小さいほどラク、大きくなるほど負荷が大きい運動、とされています。

次ページの図をご覧いただきたいのですが、運動の理想はＢｏｒｇ指数が11（ラク）～13（ややきつい）のレベルでしょう。

具体的には、息があがらず、話をしながらできる強さ、談笑しながらできるペースであ

自覚的運動強度（Borg《ボルグ》スケール）

Borg指数	自覚的運動強度
20	もう限界
19	非常にきつい
18	
17	かなりきつい
16	
15	きつい
14	
13	ややきつい
12	
11	楽である
10	
9	かなり楽である
8	
7	非常に楽である
6	

り、「ニコニコペース」と言われることもあります。

「Borg指数が11～13に入るような運動をしてくださいね」

「（人によって違いますが）心拍数が100～120程度にしてくださいね」

といったアドバイスが、運動指導のなかではよくされます。

もっと具体的な数字の目安をお伝えすると、運動中の心拍数が「推定最大心拍数（220から年齢を引いた数値)」の60％ほどになるのが理想です。

もちろん、心拍数を落ち着かせる薬を服薬されている場合は、この通りではありませんので、ご注意くださいね。

運動療法に取り組んではいけない人とは？

腎臓病治療の一つとして、運動療法の重要性をお伝えしてきましたが、次の症状がある人は、原則的に運動を禁止したほうがいいでしょう。

〈運動を禁止したほうがいい人〉

・心不全や狭心症などの心臓病で症状が安定しない人
・収縮期血圧が180mmHg以上の人
・空腹時血糖値が250mg／dL以上の人
・極端な肥満の人

また、

・足腰を痛めている

・足にむくみがあって歩くだけで息切れがする
・腎機能が急速に悪化している

といった症状がある人は、運動時には注意が必要です。

ご自身では迷うはずなので、かかりつけ医と相談し、運動の可否や、どの程度の運動をしたらいいのかといった運動処方を受けましょう。

運動は、あるラインを超えてしまうと脈拍が上がったり、交感神経が高ぶった状態になったりして、カテコラミンが出やすくなります。

こうなると逆効果で、せっかくの運動の効果を相殺してしまうことになります。やはり、交感神経が活発になりすぎない、適切な負荷量が大切なのです。

まずはここから、有酸素運動

有酸素運動は、短い運動を小分けにして行ってもいい

では、実際に運動を行っていくときの具体的な話をしていきましょう。

まずは、有酸素運動からです。

有酸素運動の頻度として理想的なのは、週3～5回です。

1回あたりの運動は、連続して長い時間行わなければいけないわけではありません。たとえばウォーキングなら、1回5～10分を1日に数回行い、合計時間が20～60分になればいいのです。

有酸素運動は、ウォーキング以外にもいろいろなものがあります。

ゆったりと自転車に乗ってサイクリングを楽しんだり、室内で自転車型トレーニング器具に乗ったりするのもいいですね。

また、その場で足踏みをするのも立派な有酸素運動です。
ゆっくりとしたペースで、椅子に座って行うエアロビクスもいいでしょう。

動画サイトを活用した運動のおすすめ

最近は動画サイトもかなり普及しています。わたしたちのクリニックも、動画サイトを公開しているので、ご紹介します。

〈べっぷ内科クリニックＹｏｕＴｕｂｅチャンネル『運動しましょう』再生リスト〉

https://www.youtube.com/playlist?list=PLLdnMcmuxahdCZevQc4PPi-cif-6SAI-V

こちらのメニューでは、残り時間がわかるようにカウントダウン表示をしたり、次に行うトレーニングが理解しやすいなど、画面を見ているだけですぐに取り組めるような工夫をしています。

筋トレ系、ストレッチ系、椅子に座ったままできるもの、身体が伸びるストレッチ、スクワット、リズム体操、美脚になれる体操、手足を動かして脳を活性化させるメニューなど、バラエティ豊かなトレーニングをご紹介しているので、ぜひ、好きなメニュー、できそうなメニューから取り組んでみてください。

〈主なトレーニング〉

・【座ったまま！簡単！】運動前、運動後、朝起きたとき…簡単2分半のストレッチで身体を温めましょう！
・座ってできる！　上肢筋トレ3選
・第二弾！　下肢筋トレ3選
・簡単リズム体操　初級&中級
・座ったままでできる6分間簡単リズム体操

大切なことなので繰り返しますが、いずれの運動も、ポイントは「がんばりすぎない」ことです。息のあがらない程度の強さで、運動を楽しみましょう。

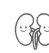

筋トレもかならず取り入れよう

身体を支え、代謝を上げるために、筋トレを取り入れるのは必須

腎臓病の患者さんに取り組んでいただくメニューとして、有酸素運動だけではなく、筋トレも同じくらい大切なものです。

なぜなら、慢性腎臓病（ＣＫＤ）の人は、運動不足によって身体を支えるための全身の筋肉が弱っているケースが多く、立ち上がったり、歩いたりする日常生活に支障を及ぼすことも少なくないからです。

有酸素運動だけでは、なかなか筋肉が太くなりません。

とくに下半身で身体を支えるために、筋トレはとても大切です。

また、最近では筋肉をつけて代謝を上げることが、血糖値のコントロールのために重要であるとも言われています。

筋トレも、かならず取り入れましょう。

腎臓病の患者さんが取り組むべき筋トレの一つはスクワット

「筋トレ」と聞くと、重いダンベルを持って、顔を真っ赤にしながら行うようなイメージを持っていませんか？

こういったトレーニングは、腎臓病の患者さんには絶対にNGです。

腎臓病の患者さんに必要なのは、自分の体重を支えるための、自重で行う筋力トレーニングであり、代表的なものが、椅子からの立ち座り（いわゆるスクワット）です。

スクワットでは、身体を支えるうえで非常に重要な役割を担っている、太ももやお尻を中心とした下肢の大きな筋肉をすべて使います。また、バランスをとるために上肢の筋肉も使うので、全身を鍛えることができるのです。

しかもスクワットは、道具を必要とせず、自宅で好きな時間にできます。

スクワットは、「一石二鳥」という言葉では済まないほど素晴らしい筋トレなのではないでしょうか。

スクワットも、継続が重要です。一度に何百回も行う必要はなく、１日10回からスタートし、できるようになったら30回程度に増やせばいいでしょう。

これだけでも、１カ月後にはかなりの変化を自覚するはずです。

とにかく、無理のない範囲で行いながら、継続をすることが大切なのです。

下半身のさまざまなトレーニングも取り入れよう

もちろんスクワットは素晴らしい筋トレですが、スクワットだけでは鍛えられる箇所が限定されてしまいます。

まんべんなく下半身を鍛えるには、さまざまなバリエーションを取り入れたほうがいいでしょう。


たとえば、かかと上げや足上げ、お尻上げといった、下肢を中心とした筋トレを行い、自分の足で歩き続けることができる筋肉を「貯筋」しましょう。

なお、下半身だけではなく上半身も…などと欲張る必要はなく、下半身だけでも十分です。身体のバランスの土台になるのは下半身なので、下半身のトレーニングに力を入れましょう。

下半身の筋トレが習慣になった段階で、上半身や背中などの筋トレを取り入れてはいかがでしょうか。

下半身全体の筋トレも、継続が大切です。一度にたくさんの種目を行うのではなく、週に2～3回、さまざまな筋トレを1種目10～30回行いましょう。

前にご紹介したＹｏｕＴｕｂｅでも、いろいろなトレーニングを紹介しているので、ぜひご覧ください。

第5章

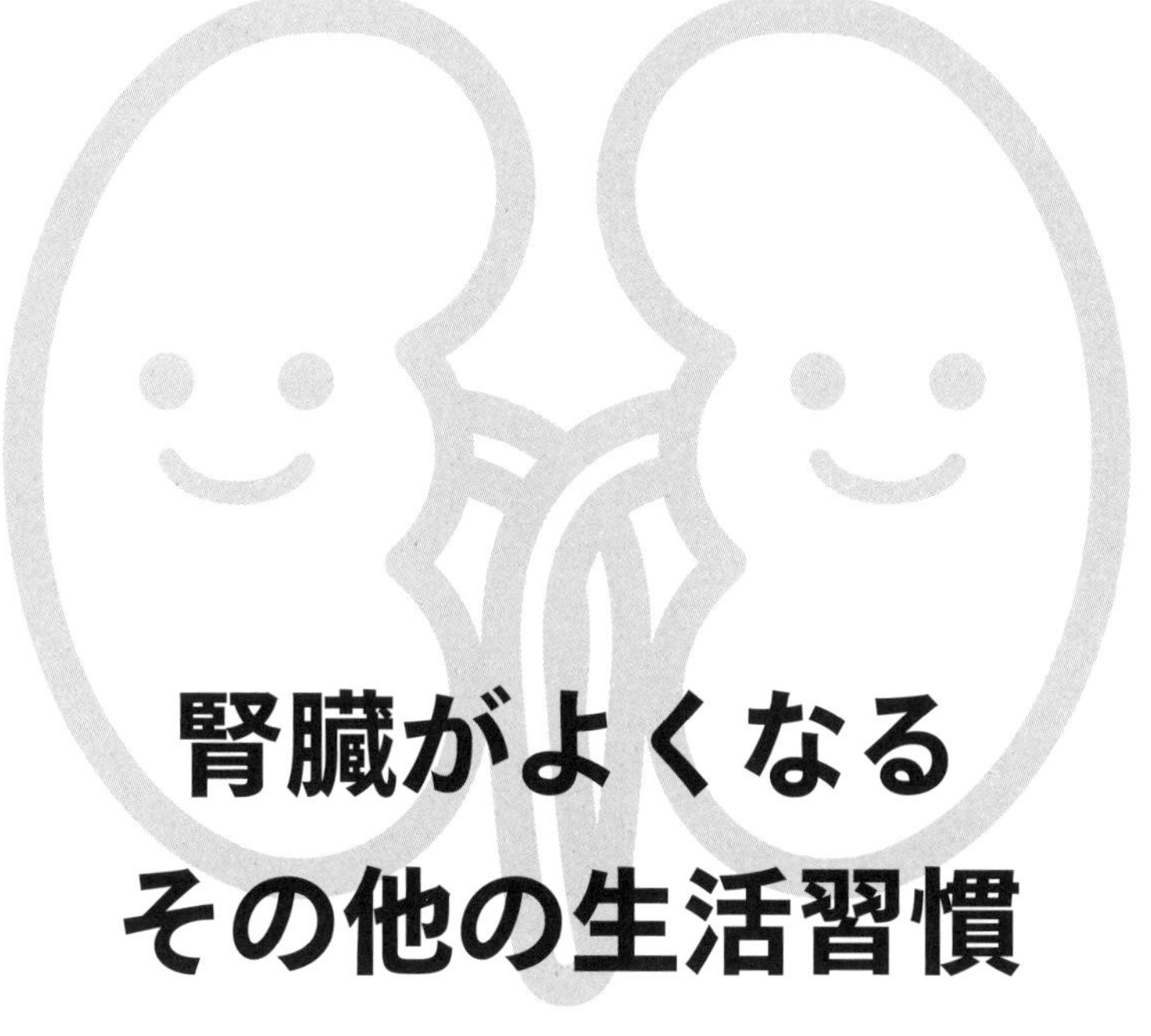

腎臓がよくなる
その他の生活習慣

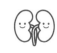

禁煙は基本！

1日20本以上の喫煙で、末期腎不全のリスクが2倍になる

本章では、腎臓がよくなる生活習慣、悪くなる生活習慣についてお話しします。

腎臓のみならず、すべての臓器にとって、喫煙はいいことがありません。

タバコに含まれる有害成分は、血液中に入り、血管を痛めます。

血管の集合体である腎臓が影響を受けやすいのは、そのためです。

さらに喫煙は、慢性腎臓病の患者さんの尿蛋白を増加させ、腎機能の悪化を進めてしまいます。１日20本のタバコを吸う人が末期腎不全に至るリスクは、まったく吸わない人と比べて、なんと2倍にもなるのです。

また、慢性腎臓病（ＣＫＤ）の患者さんは、禁煙治療で使う禁煙補助薬のチャンピックス（バレニクリン）の副作用である嘔気《おうき》（吐き気）を感じる頻度が高いことが報告されています。

ｅＧＦＲ（推算糸球体ろ過量）が30を下回る、簡単に言えば腎臓のパワーが正常の３分の１以下まで落ちている患者さんは、投与量を減らす必要があるため、注意が必要です。

とにかく、喫煙は慢性腎臓病の危険因子にほかならない、ということです。

ただ、喫煙をどうしてもやめられない人はいるので、わたしの場合、無理にやめさせることまではしていません。

「治したい」「でもタバコはやめられない」というお互いの正しさがぶつかってしまうため、合意に至らないケースがほとんどだからです。

ただ、喫煙のリスクはぜひ知っておいていただきたいと願っています。

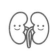

6〜8時間の睡眠が、慢性腎臓病の発症率を下げる

理想の睡眠時間は7時間。短時間睡眠は約2倍、長時間睡眠は約1・5倍、人工透析へのリスクが高まる

拙著『心臓専門医が教える！　健康長寿の人が毎日やっている心臓にいいこと』（小社刊）でもお伝えしましたが、睡眠はとても重要です。これは、心臓に限らず、腎臓にもどの臓器にも、当てはまることではないでしょうか。

運動不足の人は睡眠障害も起きやすく、生活リズムの悪い人も何らかの支障が起こるでしょう。やはり、規則正しい生活をする、当たり前のことをきちんとする、といったことが、身体のメンテナンス上もっともいいことなのです。

ちなみに、睡眠時間は6〜7時間が一番いいと言われています。

特別なことをするよりも、しっかり7時間眠れる生活スタイルをつくることが、最優先事項と言えます。

睡眠時間と人工透析に至るリスク

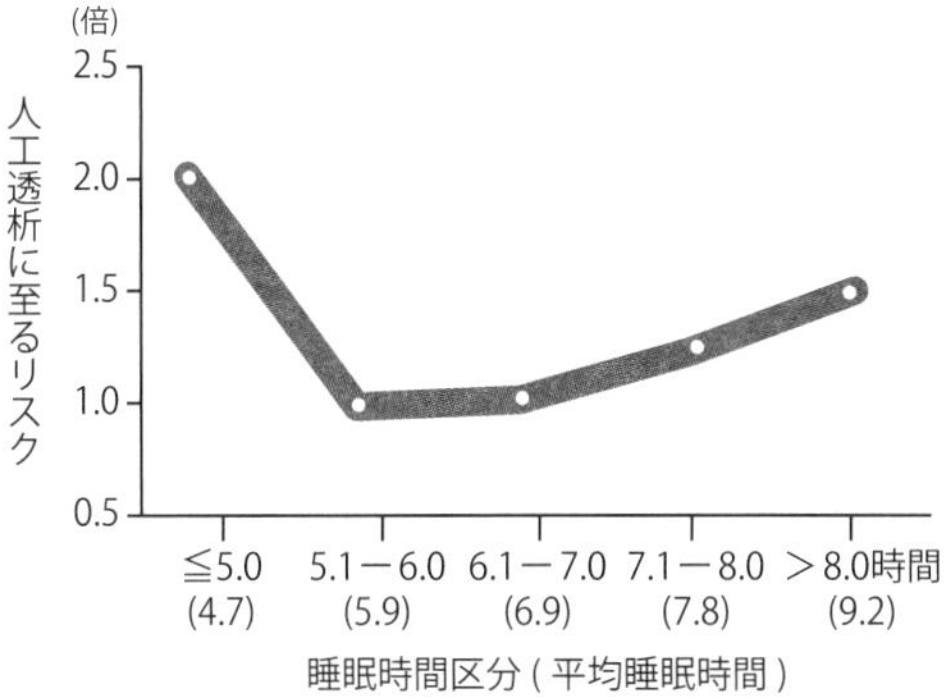

大阪大学の研究でも、睡眠不足が腎臓病のリスクとなり得ることがわかりました。

研究によれば、睡眠時間が短いほど蛋白尿が出るリスクが高く、7時間睡眠以上の人たちと比較すると、睡眠が5時間の人は1・28倍、4時間以下の人は1・72倍高い結果が出たのです。

また、睡眠の質（「ピッツバーグ睡眠質問票」というアンケートで評価）が低い患者さんが人工透析に至るリスクは、正常の患者さんの約1・3倍であると判明しています。短時間睡眠（5時間以下）の患者さんは、睡眠時間が6・1〜7・0時間（平均6．9時間）の患者さんと比べて、人工透析に至るリスクが2・1倍に…。

一方、長時間睡眠（8時間超）の患者さんも、人工透析に至るリスクが1・5倍に上昇しました。

このように、睡眠の質が低い慢性腎臓病の患者さんと睡眠時間が短い、あるいは長すぎる慢性腎臓病（CKD）の患者さんは、いずれも人工透析に至るリスクが高いという結果が出ています。

睡眠障害のある慢性腎臓病の患者さんに対して、睡眠障害の原因を特定して原因に応じた治療を行うことで、人工透析に至るリスクの軽減が期待できるのではないでしょうか。

睡眠の過不足は動脈硬化を進行させるため、慢性腎臓病に悪影響を与える

なぜ睡眠の過不足や質の低い睡眠（睡眠障害）が、慢性腎臓病の患者さんに悪影響を与えるのか、メカニズムについてお話しします。

慢性腎臓病を発症すると、その危険因子である糖尿病や高血圧が動脈硬化（血管の老化）を進行させ、さらに慢性腎臓病そのものが血管にさまざまな障害を引き起こし、心臓病や脳卒中などのリスクが上昇します。

慢性腎臓病を予防・治療するには、血糖値や血圧のコントロールが重要です。

睡眠と慢性腎臓病、生活習慣病（高血圧、糖尿病）は、それぞれが増悪因子となり得る、ということです。

大阪大学の研究でもわかる通り、５時間以下の短時間睡眠は慢性腎臓病の発症のみならず、人工透析への進行のリスクとなります。

健康増進と医療費削減のためにも、適度な「睡眠時間」を確保することと、「睡眠の質」を維持・向上させることが、非常に重要と言えるでしょう。

つまり、睡眠時間のためのタイムマネジメントと、睡眠の質を向上するための心身の安定化が不可欠なのです。

生活のベースを整えながら、眠り薬を効果的に利用しよう

わたしのクリニックに通院する患者さんにも、睡眠の問題を抱えている人は少なくありません。「眠りが浅い」「眠りの質があまりよくない」「なかなか眠れない」「途中で起きたら寝られなくなる」というご相談が多く、腎臓が悪い人だけでなく、心臓の問題を抱えた患者さんも、眠り薬を希望する人は多いのです。

このような場合は、かかりつけ医に相談し、入眠を促すような薬を処方してもらったほうがいいのではないでしょうか。

わたし自身、眠り薬を処方することに対しての抵抗感は少ないのですが、医師によって

は否定的な人もいます。これは考え方によるのでしょう。

また、患者さんによっては、「薬に依存してしまうのではないか」という不安感を抱き、薬を使わずにがんばる人もいます。


しっかりと睡眠をとるメリットは大きいので、わたしは、必要なら眠り薬を使うことをおすすめします。もちろん、ベースとなる生活バランスが乱れている状態で薬に頼るのではなく、ベースを整える努力もしつつ、並行して薬を使うようにしましょう。

生活が整ったときには、薬の服用をやめることが好ましいと言えます。

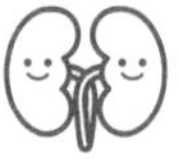

痛み止めの薬には注意が必要

ロキソニンなどの痛み止めは、腎機能を悪化させる

整形外科に通っている高齢者の方々は、膝が痛いときに、よく痛み止めの薬を使います。

痛み止めの代表がロキソニンなのですが、鎮痛剤のような薬が原因で、腎機能の低下を引き起こすことがあるのです。

薬剤によって腎臓に起こる障害を、「薬剤性腎障害」と言います。

ロキソニンに代表されるＮＳＡＩＤｓ（エヌセイズ）という解熱鎮痛剤は、腎臓を悪くさせるものであることを、医師であれば誰もが知っています。

とくに整形外科の領域では、高齢者の腰痛、関節痛を軽減させるために、ロキソニンが処方されるケースが多く見られます。たしかに効果は強いのですが、高齢者は腎機能が低下していることも多いので、処方には注意が必要です。

市販薬にも入っていることが多いので、安易に解熱鎮痛剤を使うことは控えるべきではないでしょうか。

自己判断で薬剤を使用せず、かかりつけ医に相談しよう

膝の痛みを抱えた高齢の人が、朝昼晩服用する解熱鎮痛剤を1カ月処方されるケースをよく見かけます。

歩けないほど膝が痛いから処方するわけですから、仕方のないことでしょう。

歩けないために家に閉じこもる生活も、いいことではありません。

もちろん、1回だけ、もしくは一時的に集中して使う、といった方法であれば、ほとんど問題ないでしょう。ただ、ほぼ毎日・朝昼晩と服用するとなると、話が別です。

まずは、なぜ痛みが起きているのかを正しく是正していくことが大切です。

腎臓を悪くするリスクとのバランスを考えて、あまりにもひどい状態でなければ、服用を減らすか、やめたほうがいいでしょう。

なお、腎臓が悪い人は、解熱鎮痛剤以外にも減量、もしくは使用してはいけない薬剤があるので、かならずかかりつけ医に相談してから使うようにしましょう。

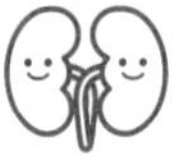

入浴による急激な温度変化に注意

入浴は、急な血圧変化で心血管疾患を起こすリスクがある

入浴は、健康的な生活には欠かせないものの一つですが、メリットもデメリットもあります。

もちろん、軽度の高血圧の人であれば、通常の入浴は問題ありませんが、不安定狭心症（心筋梗塞の前段階）などの心臓の病気や、コントロールされていない高血圧がある人にとっては、病気を悪化させるリスクがあるのです。

入浴に十分な配慮が必要な理由は、急激な温度変化による血圧の変化によって、重大な心臓の問題が起こる恐れがあるからです。

入浴をする際には、まずは脱水を避けるために、適量（コップ1～2杯程度）の水を飲んでおきましょう。

また、熱い湯に深々と浸かると血圧が上昇し、心臓への負担が大きくなるので、胸（心臓）から上を出して、ぬるめのお湯にゆっくりと入るようにしてください。

とくに寒い時期の入浴は、急激な温度差でヒートショックが起こる可能性が高くなります。

暖房の入っているリビングから移動し、暖房の入っていない脱衣室で、冷たい空気に身体をさらしながら服を脱ぐことで、交感神経が強く刺激され、血圧が急上昇します。その結果、心臓に強い負担がかかったり、脳出血などの脳卒中を引き起こしたりすることがあるのです。

浴室温の違いによる入浴時の血圧変動

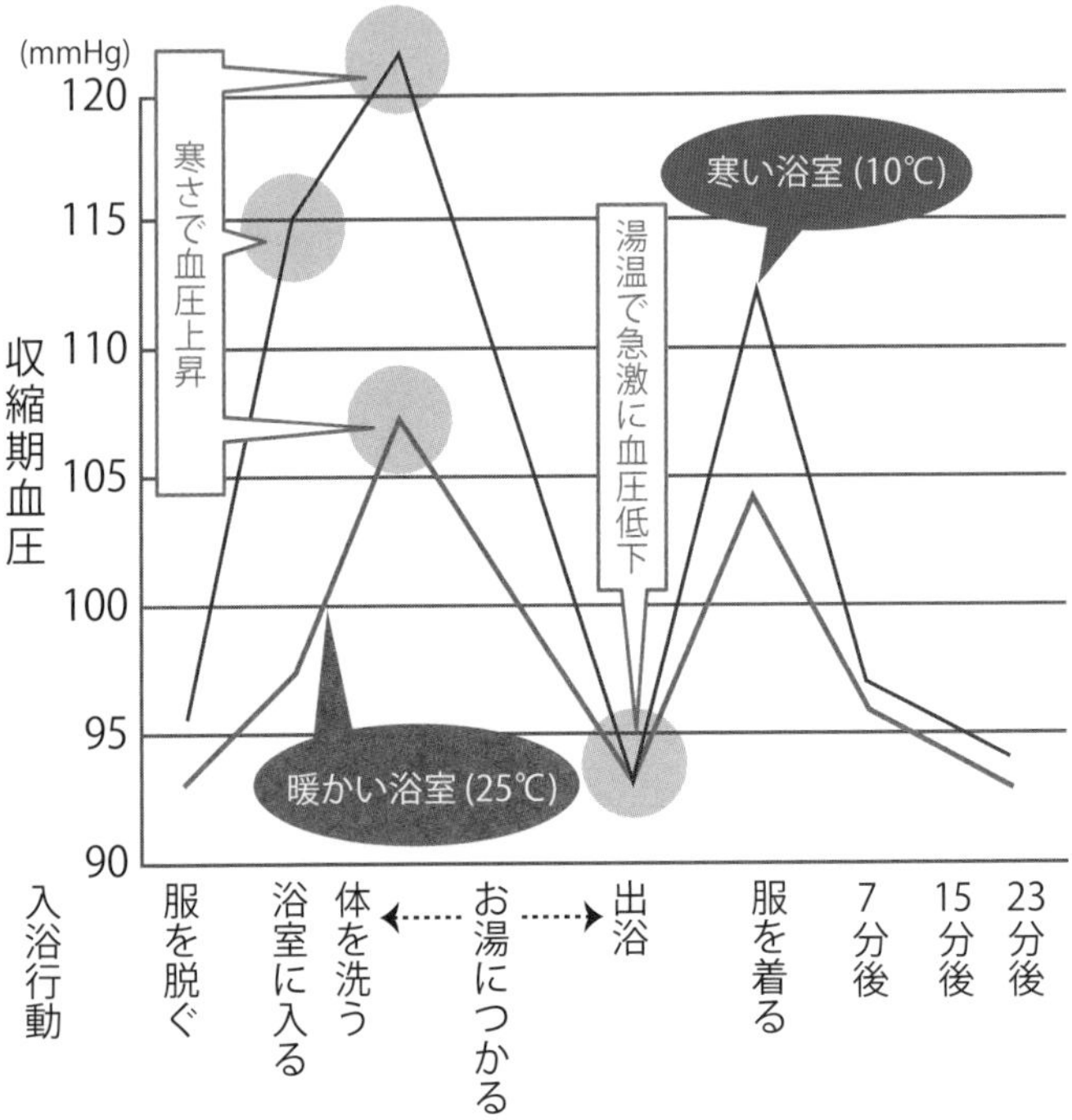

出典:Kanda.et al.,K,Effects of the Thermal Conditions of Dressing Room and Bathroom on Physiological during Bathing
https://tg-uchi.jp/topics/2899より

ヒートショックは、サウナから水風呂に入るときにも起こり得ます。

熱いサウナから水風呂に入ったときの寒冷刺激によって、血管が急激に収縮し、血圧が50㎜Hg以上急上昇することで、脳卒中や心筋梗塞だけでなく、致命的な不整脈が発生することも…。

ですから、入浴やサウナの効果を十分に享

受するためには、まずは適切な入浴方法について、かかりつけのお医者さんに相談することをおすすめします。

図をご覧いただくと、入浴は血圧を乱高下させるものであるとわかりますね。

腎機能が悪い人の入浴の仕方、サウナの入り方

ヒートショックによる心筋梗塞や脳梗塞、脳出血などに要注意

「腎臓が悪くても、しっかりと湯船に浸かりたい…」

という人は多いと思うので、入浴に関する注意事項などについて、もう少し詳しくお話しします。

まず、ヒートショックに関連する主な病気には、心筋梗塞や脳梗塞、脳出血などがあります。すでにお話ししたような血圧変動が原因になるので、高齢者及び生活習慣病のある人は要注意です。

糖尿病の人は、神経障害によって血圧が不安定になっていることが多いため、浴槽から

出ようと立ち上がったときに血圧がストンと下がりやすくなっています。

高血圧や脂質異常症の人は、動脈硬化が進んでいるため血圧が変動しやすいと言えます。

入浴中に血圧の変動によって意識を失い、浴槽の水を吸い込んでしまって溺死するケースは、よくあることです。脳卒中や心筋梗塞を起こしてしまうことも少なくありませんが、これは身体が温まって血液の粘稠度が上がってしまうことが原因と考えられています。

4つの注意事項を守れば、最悪の事態を回避できる

ただ、きちんとした知識があれば、このような事態を予防することはできるので、ぜひ実践していきましょう。

〈入浴における4つの注意事項〉

1　脱衣所や浴室、トイレへの暖房器具の設置、断熱の実施

脱衣所には暖房器具がなく、寒いことが多いのですが、そこで裸になるとさらに寒くなり、血圧が上昇します。ですから、暖房器具を設置することをおすすめします。

2　お湯の温度は41度まで

湯温が熱すぎると、入浴直後の血圧上昇が激しくなりがちです。

また、脱水となって血液が濃くなり、脳梗塞や心筋梗塞の原因になることもあるので、41度を目安とし、熱すぎるお湯への入浴は控えましょう。

3　アルコール飲酒後の入浴はしない

アルコールには血圧を下げる作用があり、その状態で入浴すると、さらに血圧が低下してしまいます。またアルコールは利尿作用があるため、入浴による発汗と相まって脱水となり、脳梗塞のリスクが高まってしまうでしょう。

飲酒後の入浴は自殺行為ととらえ、絶対に行わないことです。

4　入浴時には一人にならない

入浴中に意識を失い、水を吸い込んで溺水にならないよう、入浴前には家族に声かけをし、長時間の入浴は避けましょう。

入浴中は、家族も5分おきに状況を確認すること、溺水を予防するためにお湯の張り方を控えめにすることも、注意すべきことです。

腎不全の人は、サウナの入り方にも厳重な注意が必要

近年のサウナブームもあり、サウナ好きの人は増えているので、注意事項をお話ししておきます。

サウナ好きな人にとっては残念な話ですが、わたしは腎臓が悪い人には、サウナを絶対におすすめしません。腎臓や心臓に障害を抱えている人は、余力がない状態なので、ちょっとしたことで急激に悪くなることがあるからです。

健康な人や若い人は、多少血圧が上がってもすぐに戻るよう、身体が柔軟に対応してくれますが、高齢の人は、そもそも血管が硬い傾向があり、腎臓が悪ければ間違いなく硬くなっているため、血圧が上がりやすく、血管が切れやすいのです。

サウナ好きな人は、サウナと水風呂に繰り返し入る傾向がありますが、水風呂に入るときには血圧が激しく上がっているはずです。

その状態になることは、絶対に避けたほうがいいのです。

ただ、心不全療法の一つに、「温熱療法」という身体を温める治療があります。温熱療法で使うサウナは、一般のサウナとは異なる低温サウナなので、入っても脈拍や血圧が上

がりすぎることはありません。水風呂に入ることもないので、このようなサウナであれば、いいと言われています。

なお、ミストサウナはどうかというと、一般のサウナと同様、おすすめできません。たしかに、一般のサウナよりも負担が軽いのですが、たくさん汗をかくため、脱水状態になってしまいます。当然ながら、血管が狭くなっている人が脱水になると、血管が詰まるリスクが高くなるのです。

身体がしんどく感じない程度を目安にしよう

ちなみに半身浴は、心臓がお湯よりも上に出た状態で行うものなので、湯船に心臓まで浸かるよりもはるかにいいものです。

ただ、血圧が上がりにくい温度設定や時間管理は必要になるでしょう。

足湯の場合は、ほとんど影響しません。

身体が負担を感じない程度の入浴にして、浴室や脱衣室は温かく保つことがポイントです。

一つの目安にしたいのは、身体が感じる「しんどさ」です。サウナに入っているときに、しんどさを感じる前に、出るようにしましょう。

大切なのは、脈拍が上がりすぎていない状態、つまり交感神経が活性化する手前で出ることです。このような配慮ができるのであれば、多少サウナに入っても、大きな問題はありません。

慢性腎臓病の人はワクチンを前向きに検討しよう

肺炎などの感染症への抵抗力が弱い人にはワクチンが効果的

時節柄、当然のこととは思いますが、ここ数年慢性腎臓病（ＣＫＤ）の患者さんから、ワクチンを接種したほうがいいか質問を受けることが増えています。

これは腎不全の患者さんだけでなく、心機能の悪い人、高齢の人、誰に対しても言えることですが、インフルエンザワクチンなどのワクチンは、接種しておいたほうが重症化しにくいので、受けておいたほうがいいでしょう。

重い感染症は、とくに慢性腎臓病を悪化させます。

また、腎機能が低下した慢性腎臓病の人は、感染症にかかるリスクが高いのです。

ですから、慢性腎臓病の人は感染症にかかるリスクが高いことを自覚し、常に感染症対策に気を配る姿勢が必要です。

昨今の新型コロナウイルス感染症も、慢性腎臓病の人は重症化しやすいと言われています。免疫力が低下するとウイルス感染するリスクが高まるため、免疫力を落とさないように、質のいい睡眠をしっかりと確保し、生活リズムが乱れないようにすることがポイントです。

また、コロナだけではなく、風邪やインフルエンザ、気管支炎、肺炎といった感染症対策も、大いに配慮しておくべきです。

とくに、インフルエンザや肺炎にはそれぞれワクチンがあり、ある程度予防することができるうえ、万一罹患しても重症化しにくいことを考えれば、慢性腎臓病の患者さんはワクチンを接種しておくことが必須なのではないでしょうか。

ワクチンの副作用よりも、感染症のリスクを優先して考えよう

ワクチンが慢性的な腎臓の病気に何らかの影響を与えるかどうかは、気になるところでしょう。とくにコロナワクチンは、さまざまな風評もあったので、仕方がないところです。

結論を言えば、あまり考えなくてもいいのではないか、とわたしは思っています。

残念ながら、ワクチンの副作用はゼロではありませんが、それはどんな薬剤でも同じことであり、1万分の1、100万分の1といったレベルにすぎません。それよりも、感染症にかかってしまったときのデメリットのほうが、大きいのではないでしょうか。

すべての物事を天秤にかけて判断するのが、医療の考え方です。

ワクチンの副作用で悪くなる人がいるのは事実ですが、とても稀なことです。

感染症によるリスクを考えたほうが、患者さんにとってはいいことであると、わたしは考えています。

第6章

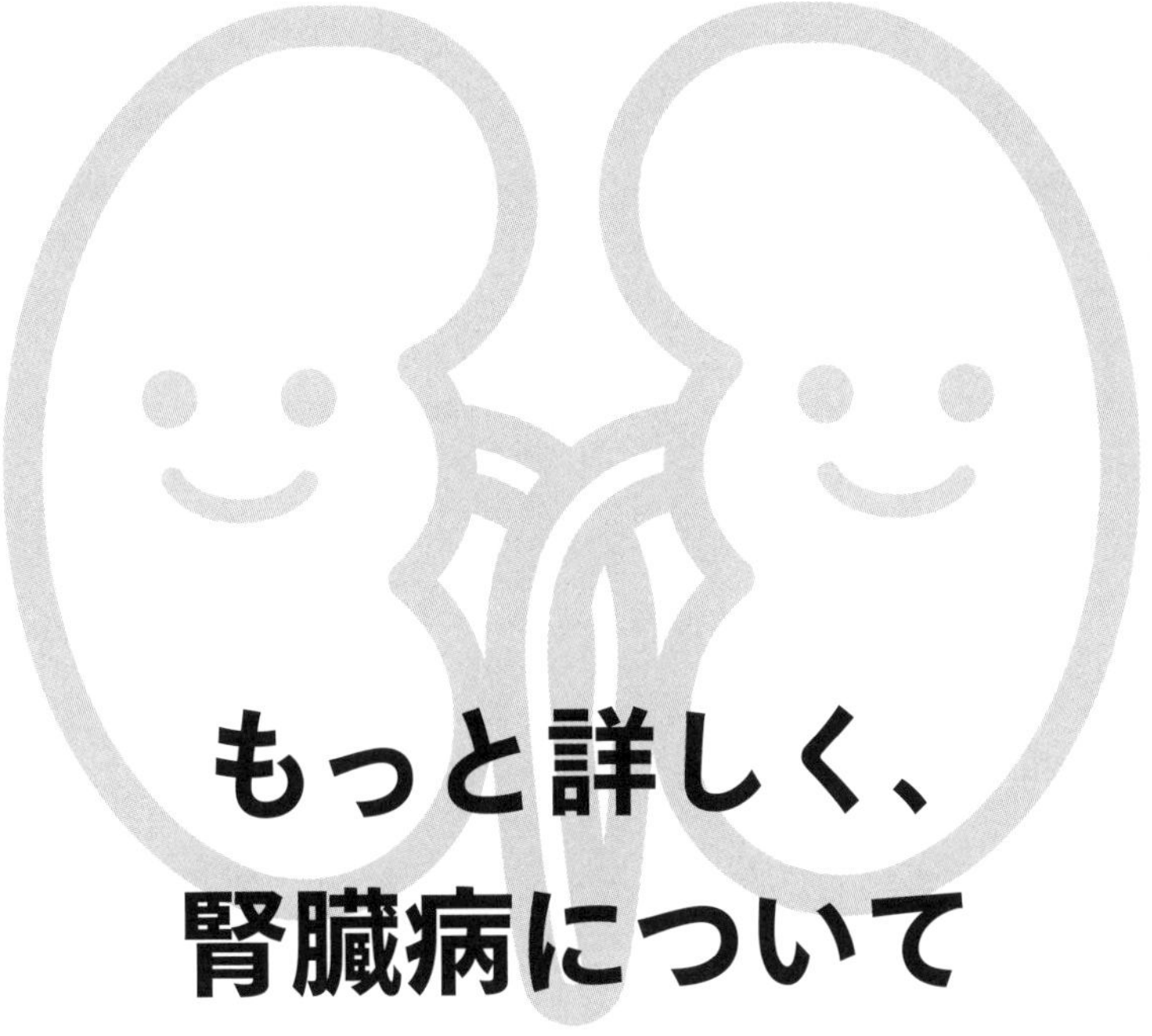

もっと詳しく、腎臓病について

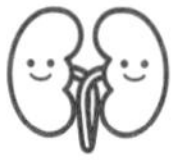

腎臓病のサインは、まずは「尿」にあらわれる
～血尿、蛋白尿、においが強い尿、頻尿など

尿で注意すべきは、蛋白尿と血尿

最終章になる本章では、腎臓病についてもう少し詳しくお話しします。

腎臓からのサインで、もっともわかりやすいのが尿の色です。

尿の色は体調によって変わり、ビタミン剤を飲んだときや疲れているときなどに一時的に濃い黄色になることはありますが、通常は黄色っぽい澄んだ色をしています。

でも、腎臓などに異常があると、尿の色が変わってきます。

とくに注意が必要なのは、蛋白尿と血尿です。

蛋白尿は糖尿病のサインなので、健診で指摘されたらしっかりと検査を

腎臓のろ過機能が低下すると、本来は出てこないはずの蛋白質が尿に漏れ出てくることがあります。そうなると、尿が濁った色になり、泡立ちが目立つようになるのです。

蛋白尿で一番多いのは、糖尿病にともなうものです。

腎臓特有の病気で、蛋白尿が出てくることもあります。蛋白尿は自分では気づかないので、健康診断で指摘されたときにはしっかりと検査することをおすすめします。

蛋白尿に気づかず、ある程度症状が進んでしまうと、蛋白質が身体の外に出ることで低蛋白となり、むくんでしまうことがあります。むくみの相談を受けた際に検査をした結果、蛋白尿が原因だったことはよくあるのです。

ただ、運動をしたあとや高熱が出たときにも、一時的に蛋白尿が出ることがあります。

血尿が出たら、出血の場所と原因を特定しよう

腎臓のろ過機能に障害が起こった場合、赤血球が尿に混じって排出されることがありま

す。そのときに、褐色のような濃い色味の尿が出るのが、いわゆる血尿です。膀胱や尿道に出血がある場合は、鮮やかな赤い色が混じることも少なくありません。

つまり血尿は、腎臓で尿をつくり、その尿を体外に出すまでのルートのどこかで出血をしているために出る症状です。

血尿が出た場合には、出血の場所と原因を特定する必要があるということです。

ちなみに血尿で一番多いのは、膀胱炎や腎盂腎炎といった細菌感染です。

そうでなければ、腎結石や尿路結石が多くなっています。

可能性は大きく下がりますが、膀胱や尿路のがんの可能性もあります。

ただ、可能性は低く、ほとんどが膀胱炎や腎盂腎炎といった良性疾患です。

尿のにおいと、尿の色の補足

たまに、尿のにおいについて質問を受けますが、においは尿に含まれるアンモニア量が多いときに、感じられることもあります。

たとえば、膀胱炎や腎盂腎炎のような尿路感染が起きたら、細菌が入ったことによるアンモニア臭が出てくることも…。

糖尿病がかなり悪くなっている場合、尿に糖が出てくるために、甘いにおいがすると言われますが、よほど悪くならない限り、におうことはありません。

尿の色について補足すると、尿は基本的に無色透明です。

でも、何らかの原因で無色透明ではなくなり、床面が見えないような濁り方をすることがあるのです。

たとえば膀胱炎になった場合、細菌が入る量によっても変わってきますが、血尿であれば真っ赤、そして血尿まで至らない程度のばい菌の量だったとしても、底が見えないほど濁ることがあります。

血尿なら、見た目ですぐにわかりますが、蛋白尿を色やにおいで判別するのは正直に言うと難しいことです。

明らかに無色透明ではない、便器が濁る状態が続くようであれば、医療機関へ行って、原因を突き止める必要があるでしょう。

もちろん血尿が出た場合も、すぐにクリニックへ行きましょう。

腎臓の病気のサイン・チェックリスト

次のチェックリストに該当する人は、腎臓の病気のサインの可能性があるので、当てはまるものがいくつもあるときは、一度尿検査を受けましょう！

〈腎臓の病気のサイン　チェックリスト〉

- □尿の泡立ちがなかなか消えない
- □朝起きたとき、足や顔がむくんでいる感じがする
- □無理をしていないのに、なんとなくだるい
- □夜中、２回以上トイレに行く
- □めまいや立ちくらみが多くなった
- □動悸、息切れがする
- □喉が渇く
- □食欲がない
- □血圧が高くなってきた
- □頭痛を感じることが多くなった
- □顔色の悪さを最近指摘されることが多い

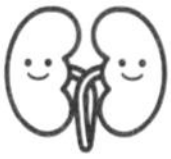

むくみ、だるさ、疲れやすさ、食欲不振…「尿毒症」の症状⁉

尿毒症は、進行すると透析が必要になってしまう

尿毒症は、「尿毒素」という老廃物が身体に溜まってしまう状態をいい、本来は腎臓によって尿として排泄される毒素が排出できず、蓄積する状態を指します。「腎臓が働いていない症状」と表現すれば、わかりやすいのではないでしょうか。

たとえば、腎臓の血管が詰まり、尿そのものをつくる機能が低下してしまった場合、余分な水分が排出できず、下肢や腹部にむくみが発生することがあります。

また、カリウムやカルシウムなどの「電解質」と呼ばれる物質を排泄する調整ができないことで、吐き気、筋力低下などを引き起こすのです。

老廃物（尿毒素）を尿に混ぜて排泄することができなくなると、倦怠感や疲れやすさ、食欲不振といった症状を感じることがあります。

尿毒素が蓄積する疾患がさらに進行すると、先ほどの症状に加えて、痙攣や意識障害、麻痺といった重篤な症状に至ることもあり、透析の必要性も生まれてきます。

ですから、もしむくみやだるさ、疲れやすさ、食欲不振といった症状がある場合には、採血と尿検査を行い、原因を精査したほうがいいでしょう。

尿毒症の基本は、事前対応

尿毒症は、主に末期の腎不全の人に多く見られます。

むしろ、末期の腎不全と尿毒症がイコールである、と思ってもいいでしょう。

尿毒症になると日常生活を営みにくくなるので、人工透析で尿毒素を抜くことになります。毒素を抜けば、元気になります。そのスタンスで治療を行っていくのです。

もちろん、尿毒症と診断された時点で透析が必要になるわけではありません。

薬の服用によって、ある程度打開できるため、最初は薬による治療を行います。

ただ、薬だけで腎臓そのものが急激によくなるものではありません。早いうちに薬を投与すれば治るものなのか、緩やかになるだけなのかと聞かれれば、ほとんどが後者でしょう。

治るケースとしては、原因物質があって一時的に腎臓が働かなくなったときです。尿が出なくなったことで尿毒素が溜まってしまって尿毒症になった人は、その原因物質がなくなればよくなります。

ただし、ほとんどのケースが糖尿や高血圧が原因で腎臓が悪い人です。

これらは慢性疾患であり、慢性疾患が原因で悪くなった腎臓が元に戻るのは、難しいと言えます。

ただ、早いうちに原因がわかるに越したことはありません。

基本は事前対応が重要である、ということです。

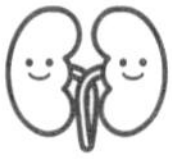

尿検査はもっともコストパフォーマンスの高い検査

尿検査は安価で痛みもなく、動脈硬化の進行までわかるおすすめの検査

定期健診でもおなじみのものに、尿検査があります。

尿検査は、痛みをともなうことなく、簡便に、そして安価に行うことができ、さらには動脈硬化の進行までわかる、おすすめの検査と言えます。

わたしのクリニックにも、尿検査だけを受けに来る人がいますし、もちろんクリニックとしても、尿検査だけをする患者さんのことも受け付けています。

尿検査でチェックする「蛋白」は、身体を構成する大切な成分であり、正常であれば、尿に混ざることはありません。

ところが、腎臓に病気が起きると、腎臓のろ過機能がうまく働かず、尿に蛋白が漏れ出てしまうことがあります。

尿蛋白の数値が高ければ高いほど健康へのリスクも上がり、心血管の病変によって亡くなってしまう危険性も上がるため、注意が必要と言えるでしょう。

たとえば、動脈硬化は頸エコー検査で頸動脈のプラークを判断したり、ＣＴで血管の狭さを評価したりすることではじめて判断できるものであり、簡便さの面で尿検査のほうが勝っているのではないでしょうか。

糖尿や高血圧の人は、３カ月に１回尿検査をしよう

ところで、尿の検査だけで前日の食事の塩分量がわかることをご存じですか？

前日に塩分の多い食事を摂ったこともわかる点が、尿検査の優れたところの一つです。

高血圧の患者さんが、よく
「昨日は塩分の多い食事なんて食べていませんよ」

と言いますが、それは本人の感覚です。実際にどれだけの塩分を摂っているかを知るための一つのツールとして、尿検査を使うことができるのです。

糖尿病の診断を受けている人は、３カ月に１回はかならず尿検査を行います。

糖尿病に気をつけなければいけないレベルの人についても、同じくらいの頻度で検査を

受けてチェックするのは有効でしょう。

わたしのクリニックでも、糖尿病の人はかならず尿検査を行いますし、高血圧の人も、半年～1年に1回は、かならず検査を行います。

初診の人も、かならず測るようにしています。

さらに、高血圧で腎臓の機能が低下してきたら、尿から蛋白が出はじめるので、蛋白尿かどうかの評価も行います。蛋白が出ているということは、高血圧によって腎臓がダメージを受けている、一つの指標になるからです。

尿検査は定期的に行う必要があるもの、と考えておきましょう。

なお、次ページの図でお見せしているグラフ（「蛋白尿の死亡率及び心血管死への相対リスク」）の「アルブミン」は、蛋白のことです。尿検査で蛋白尿が多ければ多いほど、いわゆる心血管死などのリスクが高まることをあらわしたのが、このグラフです。

いずれのグラフでも一番下の灰色の線は正常で、真ん中の線が微量の蛋白、一番上の線が「顕性」、つまり蛋白がはっきり出ていることを意味します。蛋白尿によるリスクは、非常に大きいと言えますね。

蛋白尿の死亡率および心血管死への相対リスク

(Chronic Kidney Disease Consortium. Lancet 2010より引用)

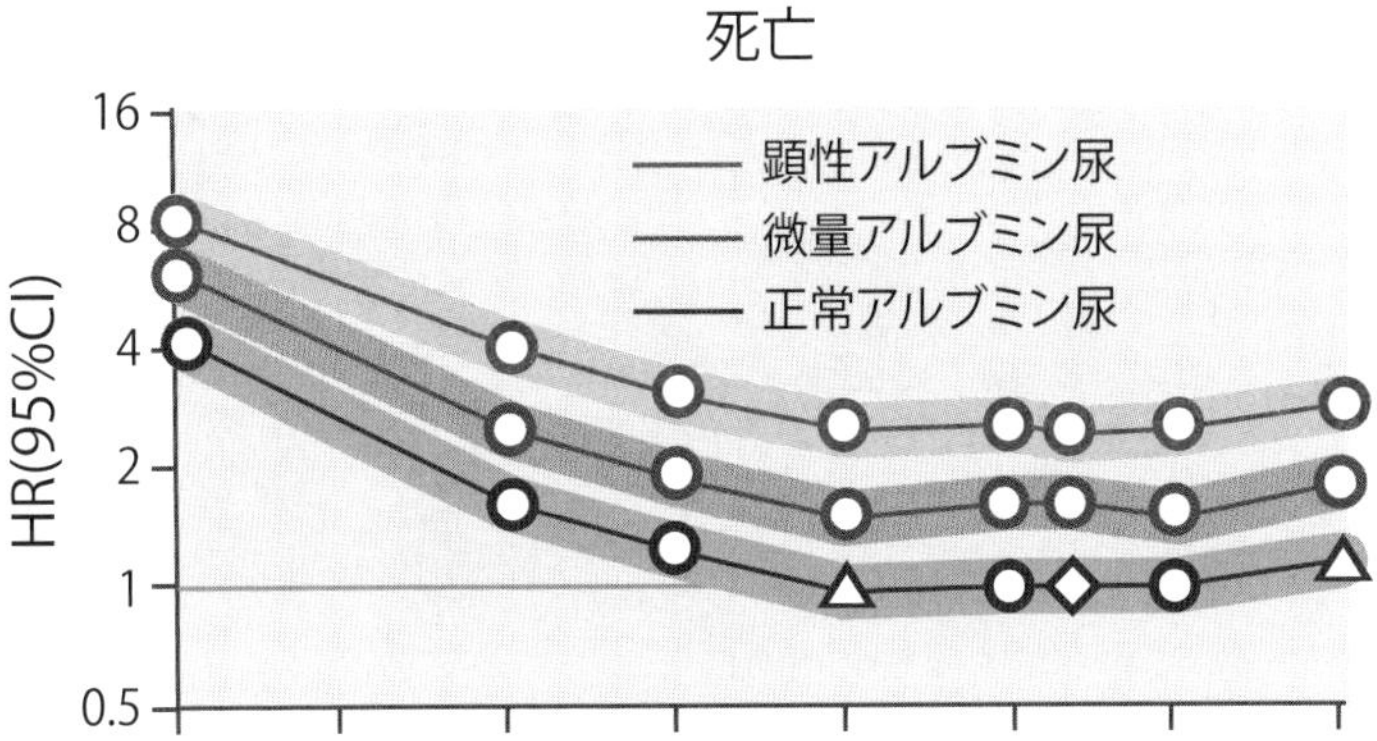

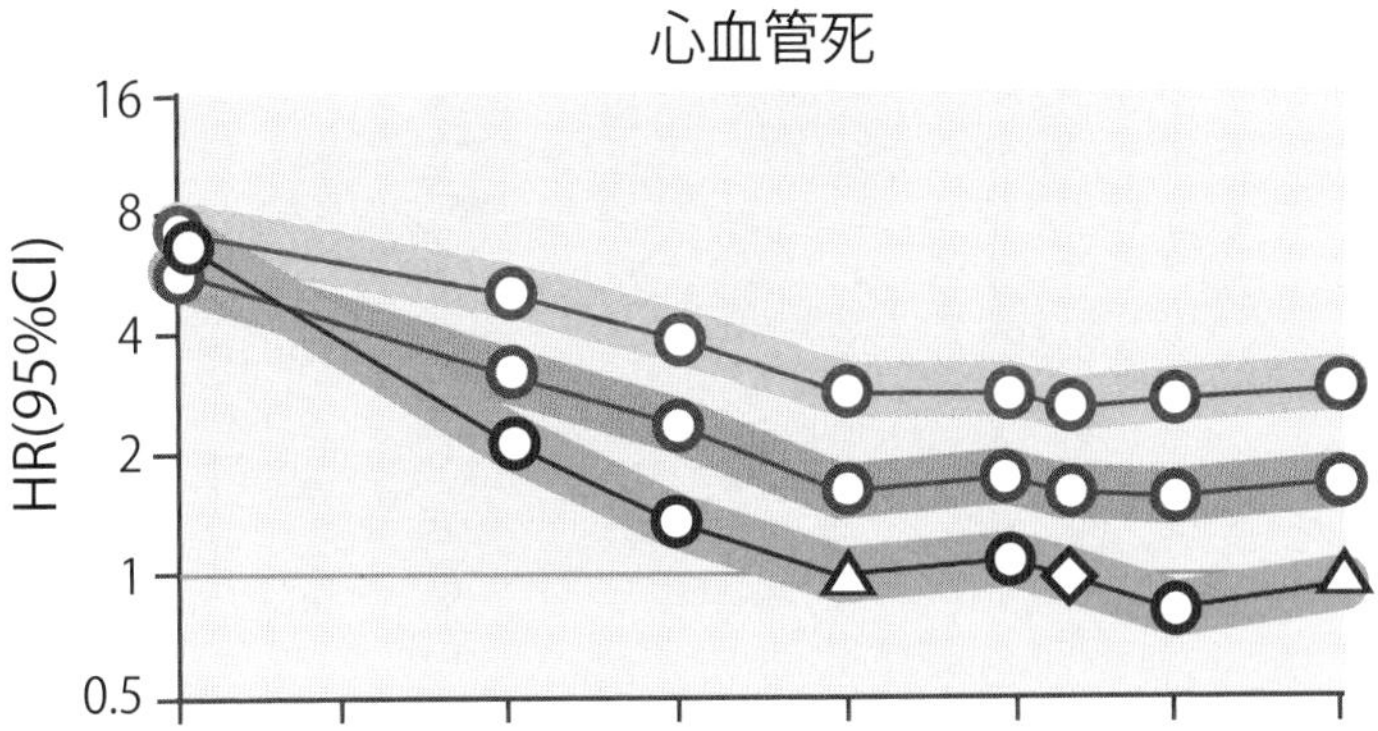

https://kai-clinic.net/explanation/sick16/より

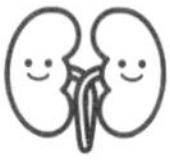

慢性腎臓病は、腎機能（GFR）と尿蛋白で重症度が変わる

GFRと蛋白尿の両方が悪化すれば、長生きできなくなる可能性も

慢性腎臓病（CKD）の進行度は、腎機能（GFR）の数値で分類されます。

GFRは、身体のろ過機能を担う腎臓が1分間にどれほどの血液を浄化して尿をつくれるかの指標です。正常であれば1分間に100㎖の尿を生成しますが、いい状態の尿をつくる能力は、疾患や加齢によって低下します。

この指標は、G1（90㎖以上）、G2（60〜89㎖）、G3（30〜59㎖）、G4（15〜29㎖）、G5（15㎖未満）で分類され、GFRが低下すればするほど予後が悪くなってしまうのです。詳しくは、このあとの「eGFRが60未満となると要注意」でお話しします。

日本腎臓学会が発表している慢性腎臓病の診療ガイドラインでは、それと同時に蛋白尿

CKDの重症度分類

(CKD診療ガイドラインより引用)

原疾患		蛋白尿区分		A１	A２	A３
糖尿病		尿アルブミン定量(mg/日) 尿アルブミン/Cr比(mg/gCr)		正常	微量アルブミン尿	顕性アルブミン尿
				30未満	30〜299	300以上
高血圧 腎炎 多発性嚢胞腎 腎移植 不明 その他		尿蛋白定量(mg/日) 尿蛋白/Cr比(g/gCr)		正常	軽度尿蛋白	高度尿蛋白
				0.15未満	0.15〜0.49	0.50以上
GFR区分 (mL/分 /1.73m²)	G1	正常または高値	≧90			
	G2	正常または軽度低下	60~89			
	G3a	軽度〜中等度低下	45〜59			
	G3b	中等度〜高度低下	30〜44			
	G4	高度低下	15〜29			
	G5	末期腎不全 (ESKD)	＜15			

https://kai-clinic.net/explanation/sick16/より

の数値も組み合わせています。尿蛋白は、これまでにもお話しした通り、正常であれば尿には混ざらないものです。でも、腎臓に病気が起きると、ろ過機能がうまく働かず、尿に蛋白が漏れ出てしまうのです。

蛋白は身体にとって大切な構成成分であり、尿蛋白が出ているということは、腎臓機能が低下していることを意味します。そのため、ガイドラインではGFRと尿蛋白で腎機能を分類しているのです。

「CKDの重症度分類」の表の通り、たとえばGFRがG3a（軽度〜中等度低下）であっても、アルブミン

（蛋白）が顕性化していれば、ＣＫＤの重症度がもっとも高い「赤」になります。
ＧＦＲと蛋白尿の両方が悪化すればするほど、予後はかなり悪くなります。つまり、早い段階で人工透析になってしまい、長生きできなくなるということです。

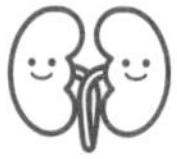

蛋白尿は末期腎不全に至る強力なリスク因子

自覚症状がない蛋白尿は、非常に危険な因子

慢性腎臓病（ＣＫＤ）の治療目標は、人工透析が必要となる末期腎不全への進行を阻止することと、慢性腎臓病に合併して起こる脳心血管疾患・総死亡・入院などを予防することです。

慢性腎臓病と心血管疾患の危険因子の多くは共通していて、発症や進行に影響を及ぼし合います。そのなかでも、末期腎不全に至らしめる一番の因子は、蛋白尿です。

慢性腎臓病にはさまざまな危険因子がありますが、そのなかでも蛋白尿は本当に危険なものです。

「危険因子」として、「高血圧」や「年齢」をイメージする人も多いと思いますが、次ページのグラフ「10年間の経過観察中にCKDステージ3～5となる危険因子」を見ると、蛋白尿は高血圧などをはるかに超える危険因子であることがわかります。

蛋白尿は自覚症状がなく、検査をしても「蛋白尿が出ていますね」という程度で軽く考えられがちですが、放置したら大変なことを知っておきましょう。

わたしたちも、蛋白尿が出ている人にはこのデータを見せて、かなり神経質に説明をするのですが、自覚症状がないせいか、なかなか届きません。

説明の難しさを感じています…。

人工透析の導入を避けるためにも、蛋白尿の早期発見・早期治療が必須

蛋白尿が出てくる年齢を質問されることもあり、小児の腎臓病であれば小学生からでも出ることはありますが、それは極めて稀なケースです。

一方で、糖尿病がベースにある蛋白尿であれば、血糖値の管理ができていない20～30代でも出ている人もいます。

蛋白尿で大切なのは、年齢よりも原因です。高血圧や糖尿病といった、蛋白尿を出し得

10年間の経過観察中にCKDステージ3～5となる危険因子
(Yamagata K, et al. Kidney Int 2007 より引用)

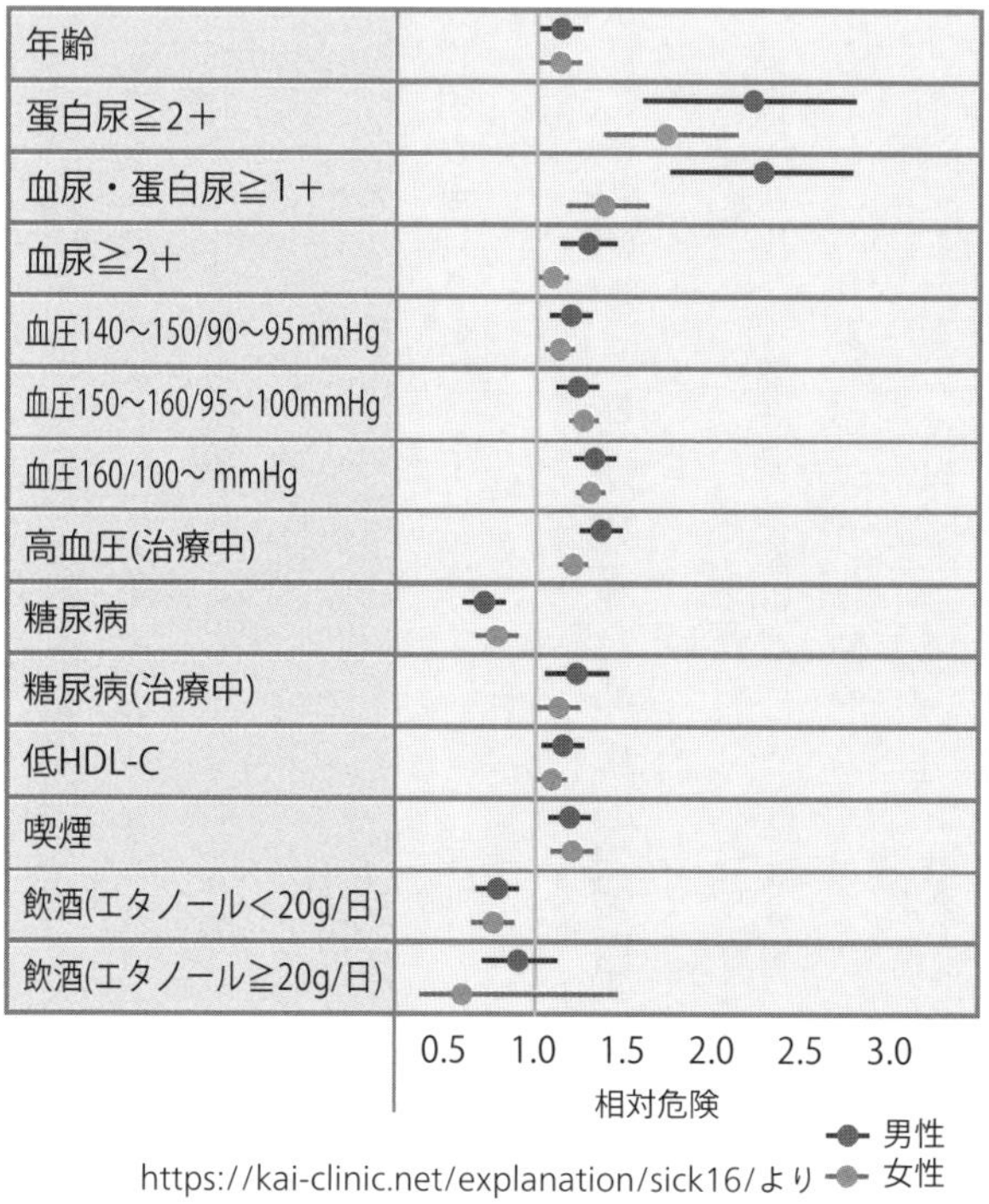

https://kai-clinic.net/explanation/sick16/より

る原因疾患を放置し、治療をしていなかった期間によって、予後が変わってくるのです。

自覚症状があってからではかなり進行しているはずなので、定期的なチェックをしておく必要があります。年1回の健診や人間ドックにはとても大きな意味があると、わたしは思うのです。

いかに早期に蛋白尿の存在を確認し、早期に治療介入するかが、人工透析の導入を避ける一番の方法です。

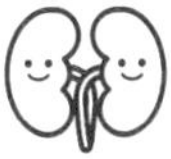

糖尿病腎症の7つのリスク因子〜糖尿病、高血圧、脂質異常症、喫煙、アルコール、男性、加齢

自分でコントロールできる5つの因子が重要

糖尿病腎症という疾患は、「生活習慣病のなれの果て」であり、人工透析に至る最大の原因となっています。

当然ながら、糖尿病が最大のリスクであることは言うまでもありません。

だからと言って、血糖値管理だけをしていればいいわけではなく、さまざまな要因が後押しをして、病気を進行させてしまうのです。

わたしのクリニックでは、動脈硬化を促進するリスク因子をよく説明しています。それは、**糖尿病**、**高血圧**、**脂質異常症**、**喫煙**、**アルコール**、**男性**、**加齢**の7つです。

これらは血管を錆びつかせ、狭くしてしまうものです。

これらの7つのリスク因子のうち、最後の2つ、「男性」「加齢」は自分でコントロールできませんから、できることは**最初の5つをいかにコントロールするか**、ということになってきます。

実際に、最初の5つは生活習慣によるものですから、自分でどうにでもできることです。

さらに、この5つのなかでも、**最初の3つ（糖尿病、高血圧、脂質異常症）がとくに重要**なので、わたしは日頃から患者さんにしっかりと説明しています。

糖尿病腎症から人工透析に至った場合は、5年生存率が50％程度と、予後が極めて悪いので、いかに糖尿病腎症を進行させないかが鍵になるのですが、それは「最初の5つをいかにコントロールするか」であるということを、ぜひ知っておいてください。

喫煙はしない、アルコールは2日に1回、ビール1本

わかりやすいところとして、4番目の喫煙、5番目のアルコールの摂取基準をお話しします。

喫煙は、しないに越したことはありませんが、一つの基準として「ブリンクマン指数」を知っておきましょう。

これは、「1日に吸うタバコの本数×喫煙年数」で計算するもので、計算結果が400を超えると、いろいろな「悪いイベント」が起こりやすいと言われています。

たとえば1日に40本であれば10年で、20本なら20年で、何かが起こることになります。

つまり、喫煙は量が多ければ多いほどNGだということです。もちろん何本であっても身体にはよくないのですが、多ければ多いほど害があります。

アルコールについても、量が多ければ多いほど尿酸値も肝機能の数値も上がり、血圧が不安定になります。いろいろな悪い影響が、複合的に絡んでくるのです。

よく「休肝日」という言葉が使われるように、アルコールは週に1～2回程度が本当は理想的です。

アルコールに関しては、タバコのような一般的な計算式がないので、量を定義するのは難しいものがあります。

ただ、一つ参考になるガイドラインがあるので、お話ししておきます。

心臓の悪い人に向けたアルコール摂取量のガイドラインには、2日に1回アルコールを摂取し、量はビール350㎖が目安、と書かれています。

ですから、「週3日はアルコールを摂取してもいいけれど、1回に飲む量は350㎖にしましょう」ということになります。

これは、お酒好きな人にとってかなり少ない量かもしれません。

わたしも患者さんには、「2日に1回、ビール1本」と説明するのですが、それで納得してくれる人はわずかです。

ただ、一つの目安として知っておいてほしいところです。

ちなみにアルコールについては、お酒の種類に関係なく、アルコールはアルコールでひと括りとして考えましょう。

お酒の種類によってカロリーは変わるので、細かく言えばキリがないのですが、どれを飲んでも血糖値が上がる事実は変わりません。

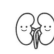

糖尿病になると、排尿の回数が増える

糖尿病になると喉が渇き、トイレが近くなる

「糖尿病の人は、喉が渇きやすい」と聞いたことがある人は多いでしょう。

糖尿病になるとトイレが近くなるのですが、それは水をたくさん飲むからです。

これは本当によく知られているようで、

「トイレに行く回数が多いのですが、糖尿病ではありませんか？」

と相談に来る人も少なくないほどです。

ただ、頻尿になる疾患はほかにもたくさんあるので、それ以外の要素を含めて検査することになります。

実際に喉が渇き、水分をたくさん摂るのは、かなり血糖値が高い人の話です。

ともあれ、糖尿病になると血液中のブドウ糖が多くなり、濃度を下げようとして、身体が水を欲します。ブドウ糖が血液中にたくさんある状態は、血液がドロドロしていることとイコールであり、それを改善させようと、身体は水を求めるのです。

もし身体が水を欲しなければ、血液がドロドロのままとなって血液の流れが滞り、脳梗塞といった大きな病気になってしまうでしょう。

たくさんの水を飲めば、その結果多尿（尿がたくさん出る状態）となります。つまり、糖尿病が進めば進むほど多尿になり、夜中頻繁にトイレへ行くことになるのです。ちなみに多尿とは、１日の尿量が３ℓ以上の状態です。

そして、糖分を摂りすぎれば、尿に糖分が含まれるため、尿の回数が増え、いわゆる「頻尿」の状態になります。ちなみに頻尿は、１日に8回以上トイレに行く状態を言います。

水分は、糖分が入っていないものを摂ろう

水分を摂るときに、おすすめできるものとできないものがあるということも、ぜひ知っておいてほしいことです。

わたしは患者さんに対して、「お茶、水、麦茶、ブラックのコーヒーならいいですよ」と

説明しています。

公のデータとして何がよい、悪い、と明示されたものはないと認識していますが、わたしは糖分が入っていないものであればいいのではないかと考えています。

もちろん、コーヒーなどに含まれるカフェインを摂りすぎるのも、いいことではありません。でも、「摂りすぎなのはどれくらい？」と聞かれると、説明しづらい点もあります。

ただ、カフェインの入ったコーヒーやお茶を１日に何ℓも飲むことはないので、常識の範囲で摂るのがいいのではないでしょうか。

まわりの人から見て「ちょっと多いね」と思えるほどであれば、控えるべきです。

何事もそうですが、やはり「適量」が大切です。

水であっても適切な量があり、飲みすぎれば「水中毒」にもなり得ます。

バランスが大切だということですね。

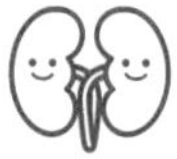

糖尿病になると、尿の泡立ちが起こる

蛋白質や糖分が混ざることで、尿が泡立ってしまう

糖尿病が原因で尿が泡立つこともありますが、これは蛋白質が原因です。決してよくあることではありませんが、蛋白質そのものが尿に混ざると、泡立ちやすくなります。蛋白質には粘稠度があるので、濁りやすく、泡立ちやすいのです。尿が泡立つことをきっかけに、「なんか変なのですが…」と受診する人も、少なくありません。

腎臓には「糸球体」という細かな血管が網目のように張り巡らされていて、その糸球体が血液中の老廃物や塩分をろ過しています。
ところが糖尿病になると、血液がドロドロになり、そのドロドロの血が血管を流れることによって血管が傷つき、網の目を避けて尿を出してしまい、蛋白質が混じって泡立ってしまうのです。

ただ、尿の役割は、身体にとって不要な毒素を身体の外に出すことです。

蛋白質は食事に含まれる栄養素であり、身体にとって不要なものではないので、本来尿から出すものではありません。

でも、糖尿病で腎臓のパワーが低下すると、蛋白質が尿に漏れ出てしまい、栄養失調のような病気（ネフローゼ）になってしまいます。

そして、血糖値が１６０㎎／dℓ以上になると、尿のなかに糖が出てくるようになり、尿の粘稠度が高くなります。

この粘稠度の高い尿が、泡立ちの原因になるのです。

尿が泡立ったら、医療機関で検査を受けよう

少量の蛋白質が尿に含まれているだけでは泡立たないので、泡立つということは、それなりの量の蛋白が出ていることの裏付けにはなります。

ですから、尿が泡立つといった話を聞けば、やはり尿検査をすることになるでしょう。

ただ、排尿時の勢いが激しい人は、それが原因で泡立つこともあるので、かならずしも大変なこととは言い切れません。

気になる場合、まずは医療機関でチェックしてもらうことをおすすめします。

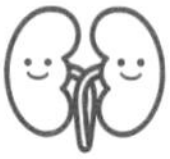

eGFRが60未満になったら要注意

eGFRが60未満になったら、意識して生活をしよう

腎臓の働きは、一般的には「**クレアチニン**」という血液中の蛋白質の濃度で調べます。具体的には、血液中のクレアチニン濃度と年齢、性別を考慮して「**推算糸球体ろ過量**（**eGFR**）」を計算し、腎臓の働きを評価するのです。

正常の基準が6割であるｅＧＦＲが60未満になる状態を、慢性腎臓病と定義します。慢性腎臓病のガイドラインでも、一つの基準として「ｅＧＦＲが60以上か未満か」という数字が示されています。

ただ、60という値は60歳や70歳になれば、いわゆる加齢変化として十分あり得る数字なので、極めて悪いというわけではありません。60を多少割り込んだ程度ならば、「要注意

（気をつけてくださいね）」というレベルと考えても大丈夫です。

でも、やはり60の段階で意識して生活するのと、意識せずに生活するのとでは、まったく違います。とくに糖尿病や高血圧を放置していた人は、悪くなっていくスピードが、年齢にともなって落ちていく以上のスピードになることもあります。

ですから国も、この60という数字を一つの目安にして、気をつけるように啓蒙しているのです。

実際に、数値が低いほど末期腎不全で人工透析に至る可能性が高いだけではなく、心血管障害が多くなることも知られています。

つまり、腎臓が損傷すれば、それは腎臓だけの問題ではなく、命にも関わるということです。また、腎機能は一度低下したら、元に戻ることはありません。

ですから、慢性腎臓病は早期発見、早期治療が必須となるのです。

ｅＧＦＲが15未満になると、命に関わる

次ページの「ＧＦＲの低下による総死亡率と血管イベントの発生率」のグラフの通り、ｅ

GFR低下による総死亡率と心血管イベント発生率

(岩間義孝、他：血圧 2006より引用)

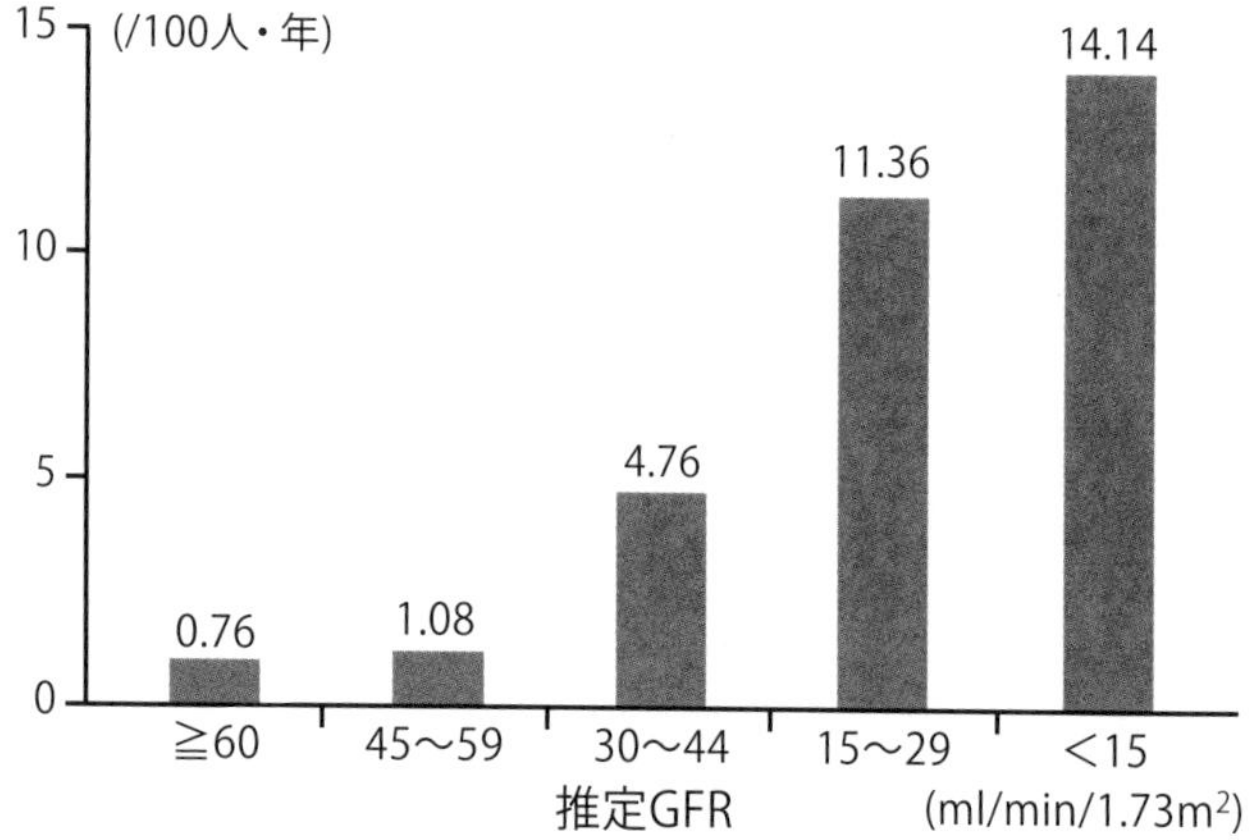

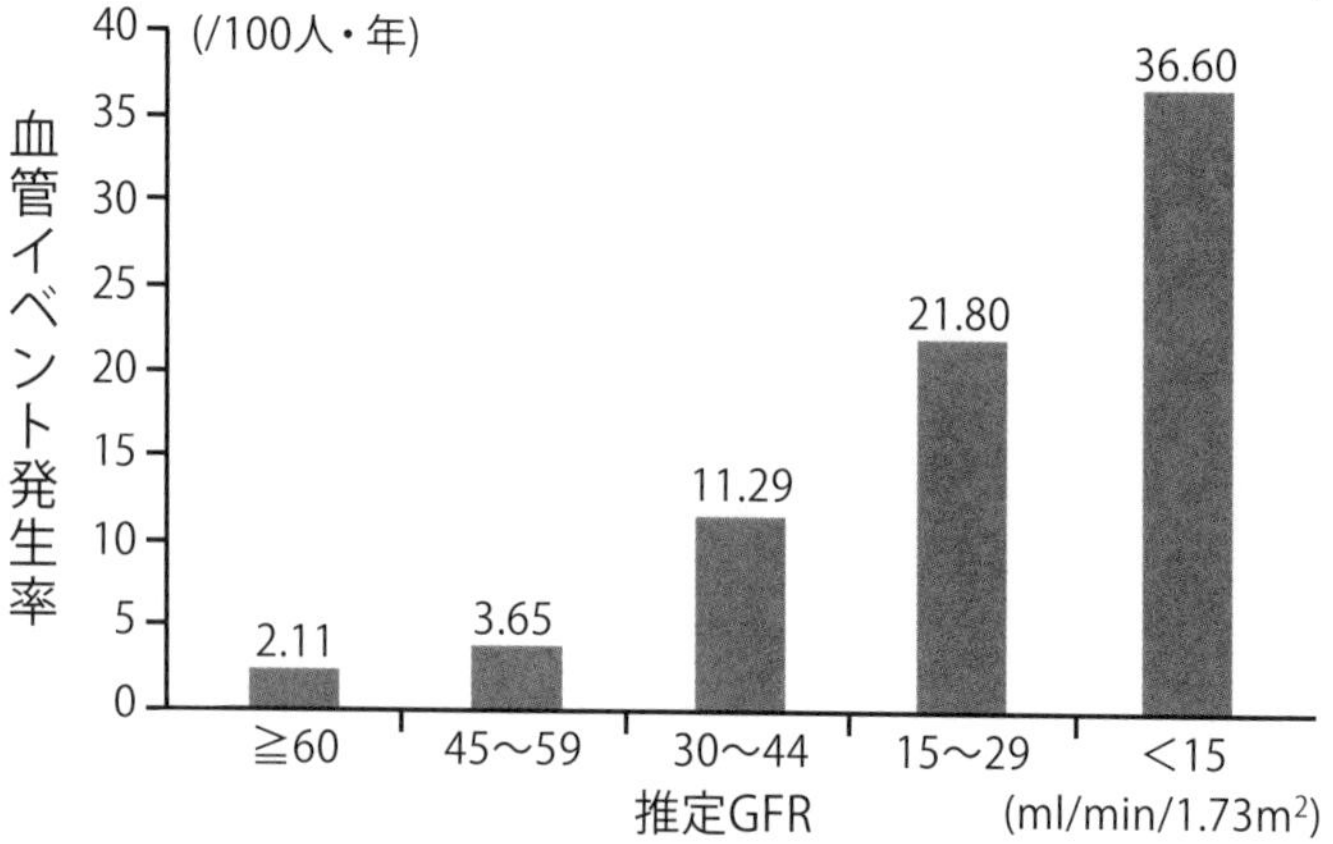

https://kai-clinic.net/explanation/sick16/より

ＧＦＲが低ければ低いほどかなり危険な状態になります。

ｅＧＦＲが60以上ならいいのですが、一番右の15未満に達すると、総死亡率、心筋梗塞や脳梗塞といった血管イベントの発生率が跳ね上がるので、かなり危険な状態です。腎臓の悪い人には、本当にいろいろなイベントが起こってしまうのです。

グラフについて、もう少し詳しく説明します。

上と下のグラフは、ほぼ同じことをあらわしています。

つまり、ｅＧＦＲが60以上を正常とするならば、15未満の総死亡率や心血管イベント、つまり心筋梗塞や脳梗塞などの発生率が20倍近くも高くなることを、両方のグラフは示しているのです。

腎機能が悪ければ極めて予後が悪く、しかも階段状に悪くなっていき、悪くなればなるほど死亡率や心血管イベントの発生率が上がります。これは、心臓や血管に関する事故が起きたり、命に直結したりする状態であることを示しています。

最初の段階では自覚症状がなくても、腎機能が悪くならないように気をつけなければいけません。

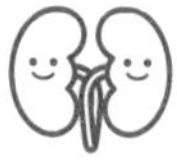

透析の導入は、クレアチニン値、症状、日常生活障害の程度で決まる

透析の導入は、厚生労働省の基準に従うのが基本

人工透析を導入する判断は、患者さんの予後に大きく関わるため、非常に大切なところです。

まず、腎臓が身体の解毒機能を維持できなくなった状態のときには検討しなければいけません。その目安は、腎機能が正常の10％以下となった場合でしょう。

ただ、一度透析を導入したら基本的にはやめられないので、医師としても導入の判断には慎重になります。

実際の診療では、「厚生労働省の透析導入適応の基準」に従うのが基本です。

まずは、クレアチニン値と、むくみやつらさといった解毒機能が低下したことによる症

透析導入の基準

Ⅰ. 臨床症状

1. 体液貯留 (全身浮腫、高度の低蛋白血症、肺水腫)
2. 体液異常 (管理不能の電解質・酸塩基平衡異常)
3. 消化器症状 (悪心、嘔吐、食欲不振、下痢など)
4. 循環器症状 (重症な高血圧、心不全、心膜炎)
5. 神経症状 (中枢・末梢神経障害、精神障害)
6. 血液異常 (高度の貧血状態、出血傾向)
7. 視力障害 (尿毒症性網膜症、糖尿病網膜症)

これらの１～７項目のうち３つ以上のものを高度(30点)、
２つを中等度(20点)、１つを軽度(10点)とする。

Ⅱ. 腎機能

血清クレアチニン (mg/dL)	クレアチニン・クリアランス (mg/dL)	点数
8 以上	10未満	30
5～8	10～20	20
3～5	20～30	10

Ⅲ. 日常生活障害度

尿毒症症状のため起床できない(高度)	30
日常生活が著しく制限される(中等度)	20
通勤・通学・家庭内労働が困難(軽度)	10

Ⅰ・Ⅱ・Ⅲのそれぞれの点数の合計60点以上を透析導入とする。
ただし、年少者(10歳未満)、高齢者(65歳以上)、全身血管合併症がある場合については、それぞれ10点を加算して考慮する。

(厚生科学研究、腎不全医療研究班による慢性腎不全導入基準、1991)

状の程度を見ます。そして、解毒ができないことで、どの程度生活に支障をきたしているかを基準に判断するのです。

腎機能が15％以上残っていても、症状が強かったり、水分が溜まりすぎたりすることで心不全があるときなどは、早めに人工透析治療を開始することもあります。

「透析導入の基準」の表で60点以上になると、透析導入となる

前ページの表「透析導入の基準」をご覧ください。

IIの腎機能の「血清クレアチニン」を見ればわかりますが、8㎎／dℓ以上となれば相当悪い状態なので、点数が30点になっています。点数が高い＝リスクが高いということです。

そして、Iの臨床症状で、むくみや気持ち悪さ、嘔吐、食欲不振といったものが多ければ多いほど、点数が加算されます。

IIのクレアチニンが8㎎／dℓ以上（30点）に加えて、Iの臨床症状が3つ該当し、30点が加算されると、合計で透析導入目安の60点以上になるため、その時点で導入が必要、という判定になってきます。

さまざまな症状があり、かつ腎臓の数値も高く、3番目の「日常生活障害度」も高けれ

ば、透析の開始を急いだほうがいいでしょう。

日常生活に支障をきたしはじめたら、医療機関へ

ちなみに、３番目の日常生活障害度になる「尿毒症症状のため起床できない」というのは、だるさが強すぎるため、起き上がれないほどの状態です。ここまでになると、食事もままならなくなり、正常な生活を営むのも難しいので、障害度は「高度」と定義されます。

中等度の「日常生活が著しく制限される」は、たとえば買い物などの日常の動作ができなくなる状態です。こうなると、もちろん運動もできませんし、娯楽のための外出も難しいでしょう。

「軽度」の「通勤・通学・家庭内労働が困難」ですが、これは「週に何日」といった明確な基準はなく、医師の裁量に任されています。

ただ、毎日きっちりと通勤や通学ができることが前提になっているので、腎臓の機能低下で気だるさがあって普通に通勤・通学ができなくなった時点で、点数がつくことになります。

ですから、まわりから見てサボっているように見えても、じつは腎臓が悪いために動け

ない場合がある、ということです。

普通に日常生活が送れなくなってきたら、一度医療機関へ行きましょう。

腎臓が悪くて日常生活に支障をきたすほどの状態になるケースは、決して多くはないとは思いますが、可能性は十分あり得るからです。

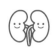

透析患者は低栄養、低体重は予後が悪い～
BMIが24と、やや小太りのほうが長生きする

肥満は、慢性腎臓病（CKD）を悪化させる要因の一つ

肥満や痩せの程度を見るために用いられるBMI（Body Mass Index）は、**【体重（kg）】÷【身長（m）の2乗】**で計算できます。

慢性腎臓病（ＣＫＤ）のきっかけになる糖尿病や高血圧は、肥満が大きな発症リスクとなっていることは予想がつきますよね。

実際、ＢＭＩの正常値は22以下なのですが、これが30〜34・9になると3・6倍、35〜39・9で6倍、40以上なら7倍と、慢性腎不全が悪化するリスクが極めて高くなっているのです。

ＢＭＩを正常値以下に下げる、もしくは正常値まで近づけることが、腎機能をさらに悪化させることを防ぐ一つのポイントと言えます。

透析に入ったあとは、痩せないための管理が重要

意外に思うかもしれませんが、透析患者さんのＢＭＩは、標準と言われる22以下の人が70％を占めています。これは、塩分制限や蛋白摂取制限などで、摂取カロリーが制限される傾向にあるからです。

太っていると生活習慣病などになりやすく、死亡リスクも高くなることが一般的には知られています。

ただ、透析になった人だけに限ってみると、それは当てはまりません。

我が国の慢性透析療法の現状2010　一部改変

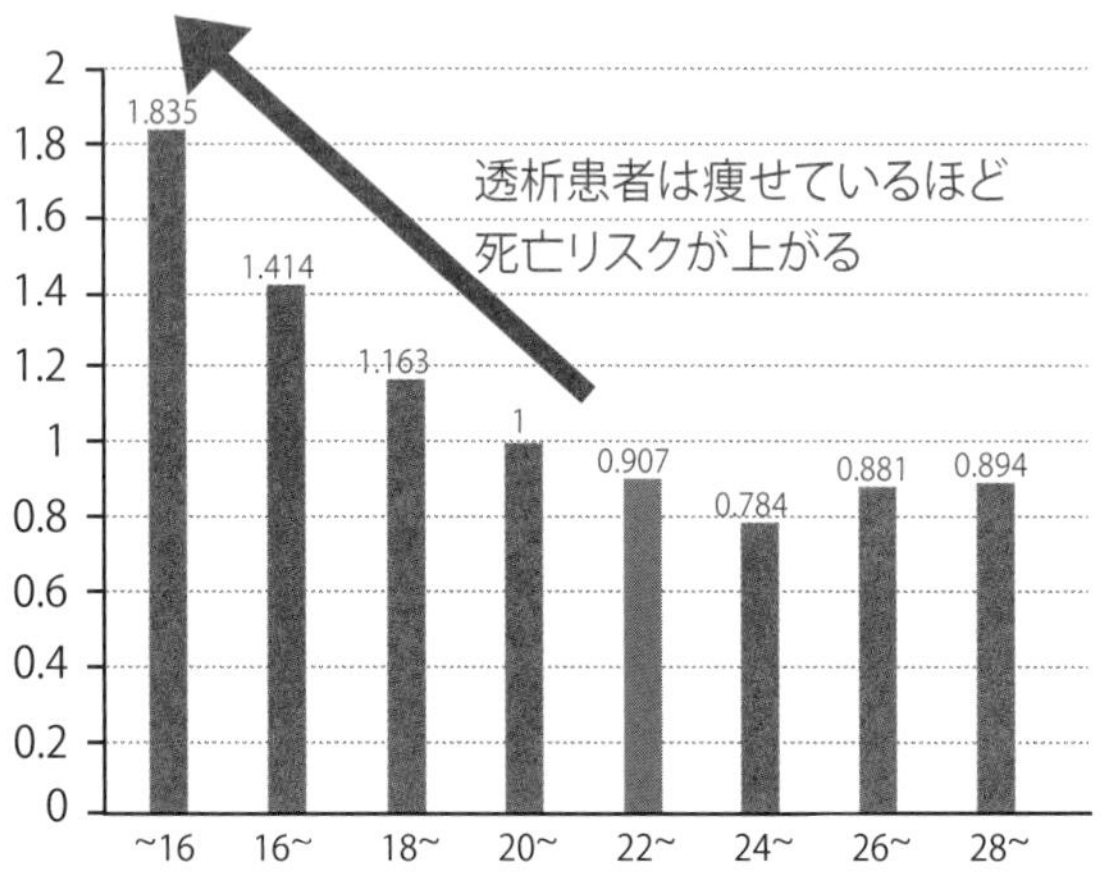

https://hemodialysis.fun/hdpt-losing-weight/

じつは、痩せていても死亡リスクが高くなることが、ＪＰＨＣ研究（国立がん研究センターの次世代多目的コホート研究）によってわかっています。

毒素を身体の外に抜く処置が透析なのですが、栄養素も同時に抜けてしまうので、カロリー不足に陥ってしまうのです。

人工透析では蛋白質も抜けるのですが、蛋白質は筋肉の主成分なので、結果としてサルコペニア（筋肉が減少していく老化現象）のような形になってしまいます。

サルコペニアに近づくと、予後が悪くなるのは当然のことではないでしょうか。透析で多少栄養素をとられてしまってもいいように、少し小太りのほうがいい、というのは、うなずけるところです。

実際に、血液透析患者においても、痩せは予後が悪く、ＢＭＩが高いほど、つまり肥満のほうが予後がいい「肥満パラドックス」が報告されています。

ですから、人工透析が始まったあとは、痩せないための管理が重要です。

しっかりご飯を食べる必要がある一方で、水分を摂りすぎてはいけません。

摂りすぎてもダメ、摂らなすぎてもダメな面もあるので、難しいところですが、ＢＭＩがやや高い小太り体型にはあまりいいイメージを持っていない人が多いと思うので、ぜひ知識として知っておいてください。

抑うつ傾向の患者さんも、運動療法で前向きになる

末期腎不全などで気分が塞ぎがちな患者さんには、運動がおすすめ

末期腎不全の患者さんたちには、日常生活においてさまざまな制限があります。

まずは食事において、血圧管理のための塩分制限・蛋白制限・水分制限、そして糖尿病のための糖質制限、電解質管理のための生野菜の禁止、といった制限がかかってきます。

運動も、本来は重要ではあるのですが、何でもしていいわけではなく、血圧が上がりすぎるような激しい運動はよくありません。

また、人工透析になると週3回病院へ行く必要があるので、旅行にも簡単には行けなくなります。

制限が多い環境では、どうしても気持ちが塞いでしまう人が多く見られます。

そんなとき、心を落ち着かせるためにおすすめなのは、運動です。

ウォーキングやジョギング、サイクリングといった、一定のリズムで身体の筋肉を動かす有酸素運動をすることで、脳の情報伝達のバランスを整える神経物質の一つである「セロトニン」が活性化することがわかっています。

脳内のセロトニン量が増えると、心が落ち着いてさわやかな気分になり、集中力も高まります。不安や抑うつ感なども改善され、元気が出てポジティブな気分になるでしょう。

心身の活性化を図るには、激しい運動を長時間行わなければならないわけではありません。激しい運動がマイナスに働くこともあります。

オーストラリアの研究では、1週間に1時間程度の少量の運動でも、十分に効果を期待できるとも言われているので、ぜひ適度に取り入れてみてください。

一番安全な薬はインスリン～末期腎不全の血糖管理の基本

インスリンを上手に使うことで低血糖を抑制できる

腎機能が悪くなると、薬剤の代謝・排泄が悪くなり、薬の効果がずっと続くことになるため、低血糖を引き起こすリスクが上昇します。

ですから、糖尿病の治療薬は慎重に選択をする必要があるのです。

そもそも腎機能が低下した場合、多くの糖尿病薬は「禁忌（使ってはいけない）」もしくは「慎重投与（慎重に使う）」に該当します。

腎機能が不十分で、尿の排泄機能が働かないと、一度飲んでしまった薬が身体の外へ排泄されるまでに時間がかかります。そのため、薬が体内にとどまっている間は、低血糖にならないようにフォローをしなければなりません。

とくに高齢者などの場合、症状が出にくいため、低血糖発作で突然意識を失うこともよくあるのです。

結局のところ、一番安全な薬は**インスリン**であると言えます。

インスリンには、効果が短いものから長いものまでさまざまなタイプの注射がありますが、注射の量をこまめに調整できるのが大きな利点であり、その利点を上手に使うことで低血糖を抑制することができます。

インスリンの利点は、量が調整しやすく、副作用がないこと

一般的には、「インスリンは低血糖が起きやすい」「インスリンは劇薬だ」というイメージがあるのではないでしょうか。

たしかに使い慣れていない場合や、間違った注射を選択した場合には、飲み薬以上にパワーがある薬なので低血糖になり得ますし、慎重に取り扱う必要があります。でも、専門医が使えば、インスリンほど安全で確実に血糖値を下げることができる薬剤はありません。

使い慣れると一番確実で、かつ安全に治療を行えるツールなのです。

インスリンもそうですが、薬は一度飲むと体内にずっと残り続けるので、とくに腎臓の

CKDステージG４以降の糖尿病治療薬

のみぐすり	
スルフォニル尿素薬(SU薬)	禁忌
チアゾリジン薬	禁忌
ビグアナイド薬	禁忌
SGLT2阻害薬	禁忌
速効・短時間型インスリン分泌促進薬(グリニド薬)	慎重投与(ナテグリニドは禁忌)
DPP－４阻害薬	慎重投与(リナグリプチン及びテネリグリプチンは用量調整不要)
αグルコシダーゼ阻害薬	用量調整不要(ミグリトールは慎重投与)

注射薬	
GLP－１製剤	慎重投与(エキセナチドは禁忌)
インスリン製剤	投与薬の調節

※CKDステージG４以降：eGFR30未満

悪い人は、いつ薬が抜けるのか、効果がなくなるのか、想像しにくいものです。

でも、インスリンは腎臓のパワーが悪かったとしても、ある程度の目処はつき、量の微調整もできるので、もっとも安全と言えます。

薬の場合、１錠や半錠といった調整はできるのですが、限界があります。

一方でインスリンは、毎回細かく調整ができるので、使い方さえ間違えなければ安全に、確実に血糖を下げることができるのです。

もっとも重要なことは、インスリンは副作用が極めて少ないことです。

薬には、頻度は多くはありませんが、かゆみが出る、発疹が出るといった副作用がありますす。それと比べれば、インスリンのほうが副作用は確実に少ないのです。わたしもインスリンをよく処方しますが、インスリンでアレルギーになった経験がありません。

インスリンは強い薬、というイメージがあるとは思いますが、医師の処方の元で使っている分には、安全で確実な薬であると知っておきましょう。

前ページの表は、慢性腎臓病のステージが2番目に悪いG4以降の糖尿病治療薬を、わたしの考えをまとめたものなので、参考にしてくださいね。

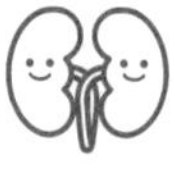

最新の「腎機能をよくする糖尿病薬」も知っておこう

糖尿病の薬だったが、慢性腎臓病にも適応となったSGLT2阻害薬

すでにお話しした通り、薬などで血糖をコントロールすることによって、腎機能の悪化を予防することができます。

糖尿病の薬は、この10年で複数のものが新規で発売されていますが、そのなかには腎機能をよくする薬もあり、とても注目されています。

そのなかの一つであるＳＧＬＴ２阻害薬は、第１章でも少し触れましたが、体内の余分な糖を尿として出す糖尿病薬です。直接腎臓に作用し、腎機能が低下する速度を抑える効果や、尿蛋白が減る効果が認められているのです。

この薬の興味深いところは、糖尿病ではない患者さんに対して使用しても、尿蛋白を減少させる効果が認められたことです。

そのため、最初は腎機能の悪い糖尿病の患者さんだけに適応があったのですが、２０２１年には「慢性腎臓病」にも適応が追加されました。

つまり、腎臓が悪くなる原因が何であっても投与していい、ということになったのです。

当然ながら、劇的に糖尿病のステージが進んだ状態であれば、腎臓が完全によくなるわけではありませんが、ステージ１からステージ５まであるなかで、１つか２つほどステージを良くすることは十分できる可能性がある薬です。

ＳＧＬＴ２阻害薬は、適応があれば使える

ちなみにこの薬は、医療機関であればどこでも処方できます。

医師から提案されるパターンとご自身から希望するパターン、両方ありますが、患者さんから希望を伝えても適応外であれば、使うことはできません。

この薬の適応は、糖尿病か、心不全か、腎臓病かの3つであり、いずれかを満たしていれば、使用することができます。この3つの疾患であると診断されたときには、「SGLT2阻害薬というものがある、と聞いたのですが」とお願いしてもいいでしょう。

SGLT2阻害薬はいまの糖尿病のガイドライン上、1番目か2番目になっているので、血糖値が高ければほぼ処方される薬の一つです。

心不全の場合は、身体にむくみがあるといった場合に使います。腎臓に関しては、eGFRが60を切っている状態なら、使う薬です。

使う頻度は、もともと糖尿病薬として出てきたものなので、糖尿病に使われることが多くなっています。腎臓の適応になったのはここ最近のことなので、これからは臨床の現場で腎臓病の患者さんにも使われることが増えていくでしょう。

腎機能を改善させる薬剤としてSGLT2阻害薬は注目されている

グラフについて説明すると、上のラインはプラセボを使ったケース、下のラインがSG

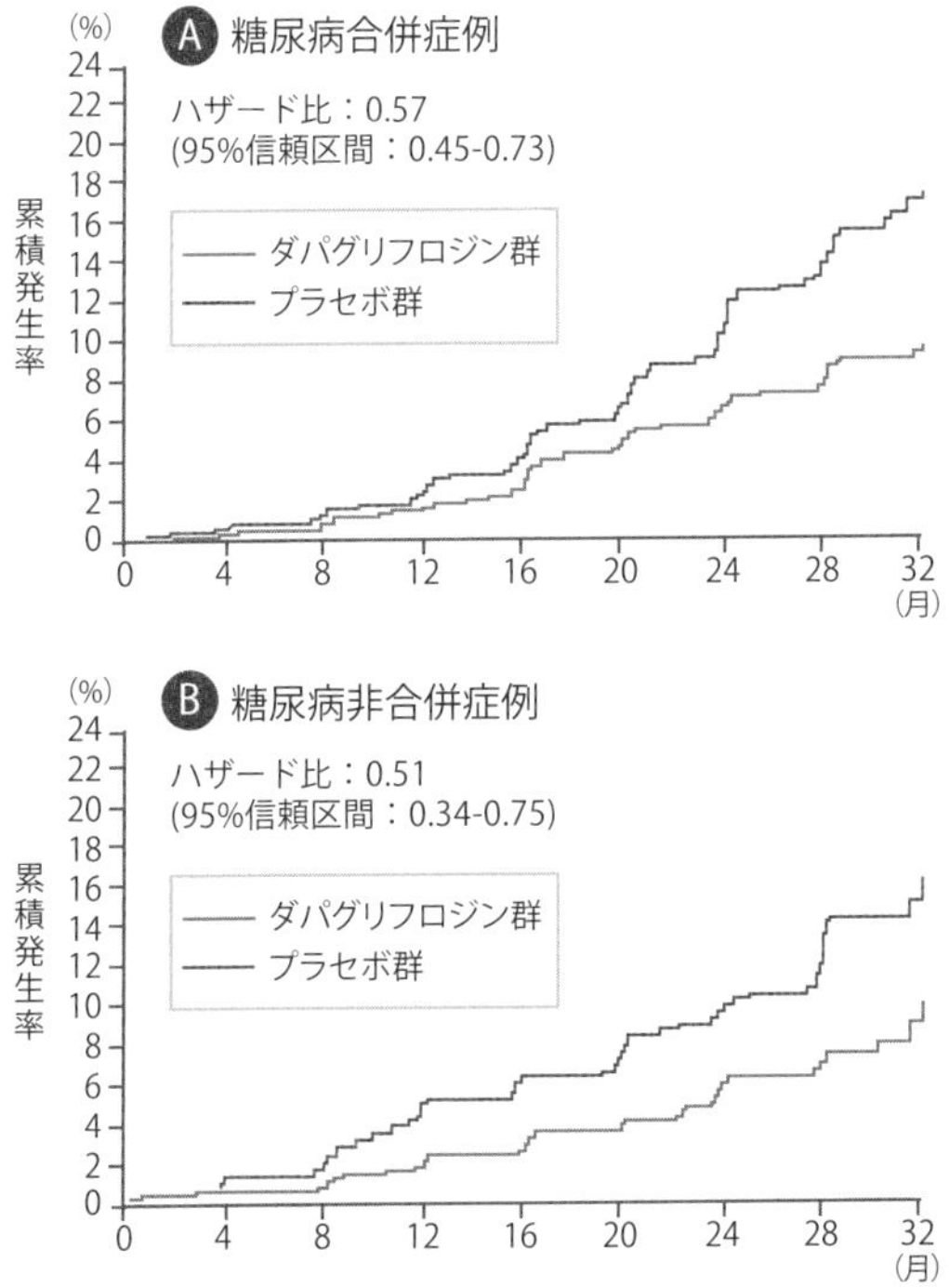

https://medical.nikkeibp.co.jp/leaf/mem/pub/report/t330/202202/573827.htmlより

ＬＴ２阻害薬を使ったケースです。ＳＧＬＴ２阻害薬を服用している人たちのほうが、合併症の発症率が低くなっていることがわかりますね。

ちなみに、上のグラフが糖尿病の人に薬を投与した場合、下のグラフは糖尿病ではない人に投与した場合であり、グラフの形が同じような形になっています。つまり、糖尿病の薬なのですが、糖尿病がなくても効果があることを示しています。

腎機能の悪化を予防する薬は存在していましたが、機能を改善させる薬剤ははじめてなので、ＳＧＬＴ２阻害薬はこれからますます注目されていくでしょう。

おわりに

本書を最後までお読みいただき、ありがとうございました。

腎臓がどれほど賢く、そしてわたしたちの身体を支えてくれている臓器であるのか、理解していただけたでしょうか。

本書でお伝えしたかったことは、たった一つ。それは、

「少しでも早く治療介入ができるよう、ぜひ健診を受けてくださいね」

ということです。

年齢とともに、腎臓の機能が低下することは避けられません。

そこによくない生活習慣が加わることで、腎機能（ｅＧＦＲ）の低下が加速し、気づいたら人工透析の直前…といったことも、少なくありません。

でも、早く異常を発見し、投薬や食事療法、腎臓リハビリといった治療介入ができれば、腎機能の悪化を抑え、もしくは悪化のスピードをなだらかにすることも可能です。

本書でお伝えした通り、現在は「ＳＧＬＴ２阻害薬」という優れた薬が使えるようになってきました。

また、さまざまな研究によって、腎臓にいい生活習慣も明らかにされています。

国も、さまざまなパンフレットやプログラムを打ち出して、啓蒙を始めているところです。

少しでも早く健診を受けて異常を発見し、医療側が知恵を絞れば、生活への影響が少ない形で人生を全うすることができるようになるでしょう。

謝辞

本書の執筆にあたり、わたしたちのクリニックのスタッフが大いに手助けをしてくれました。この人たちが尽力してくれなければ、本書の出版はかなわなかったでしょう。

ありがとうございました。心からのお礼を込めて、ご紹介させていただきます。

・天花寺祐紀さん（健康運動指導士）
・竹内美江さん（管理栄養士）
・北川昂佑さん（薬剤師）

これからもクリニック一丸となって、一人ひとりの患者さんと向き合い、しあわせな人生を送れる方々を増やしていきましょう。

最後に読者の皆さまへ。

本書を通じて、一人でも多くの方に腎臓の大切さを知っていただき、日本人の「健康寿命の延伸」につながるきっかけになれば、これほどうれしいことはありません。

２０２４年４月

別府 浩毅

別府 浩毅（べっぷ こうき）　心臓専門医（循環器専門医）総合内科専門医　糖尿病専門医　透析専門医

広島大学医学部医学科卒。京都大学医学部附属病院、三菱京都病院等で循環器内科、糖尿病を専門として15年の勤務を経て独立開業。

「第一は生活習慣の見直し」をモットーとし、治療薬や高度な医療機器による成果を出しつつも、患者自身が生活を振り返り、改善することを重視している。

特に心臓疾患の多くが糖尿病などの生活習慣病と大きく関係していることを危惧しており、食事・運動といった日常の基本的な生活習慣改善を重点的に指導。生活習慣病は相互に関連することから、より質の高い医療を提供する医師としても珍しい4つもの領域の専門医資格を取得。

「患者とともに歩む医療」をテーマに掲げ、日々の治療に励んでいる。

[専門資格]

・循環器内科専門資格　日本循環器学会　循環器専門医
　心臓リハビリテーション学会　心リハ指導士
・内科医専門資格　日本内科学会　認定内科医・総合内科専門医
・糖尿病専門資格　日本糖尿病学会　糖尿病専門医
　日本糖尿病協会　療養指導医
・腎臓（透析）専門資格　日本透析医学会　透析専門医

Special Thanks to:

企画協力：
樺木宏
（株式会社プレスコンサルティング）

編集協力：
星野 友絵（silas consulting）

本文図版：
株式会社i and d company

透析専門医が教える！
健康《けんこう》長寿《ちょうじゅ》の人《ひと》が毎日《まいにち》やっている
腎臓《じんぞう》にいいこと

二〇二四年（令和六年）六月十日　初版第一刷発行

著　者　別府 浩毅
発行者　石井 悟
発行所　株式会社自由国民社
東京都豊島区高田三―一〇―一一　〒一七一―〇〇三三
電話〇三―六二三三―〇七八一（代表）

造　本　JK
印刷所　株式会社光邦
製本所　新風製本株式会社